オピオイド

病院から在宅における緩和医療のための Q&A

編著 宮本 謙一
金沢大学名誉教授

フジメディカル出版

はじめに

　痛みは、外傷性の痛みと内在性の痛みに分けられますが、いずれもその個体へ迫り来る危機のシグナルなのです。すなわち、傷害組織（臓器）の発する悲鳴といえます。そしてそのシグナルに従って原因除去のための治療が行われますが、除去しきれない痛みや除去できない痛みが、大脳痛覚中枢を刺激して、個体に対して、時として耐え難い苦痛として襲うのです。

　鎮痛薬としては、非ステロイド性消炎鎮痛薬（NSAIDs）や局所麻酔薬、そして、強力なのは麻薬性鎮痛薬です。歴史的にも、紀元前3500年頃のシュメール人は、ケシ・アヘンを催眠、多幸物質として用いていたようです。そして、麻薬の歴史は、医療の進歩の歴史でもあります。しかし、麻薬を医療の目的外で用いると、その耽溺性、習慣性（身体的・精神的依存性）によって、麻薬中毒者から廃人へとたどる重大な社会悪となります。そのため1842年、アヘン戦争が勃発するに至っています。一方、1970年代前半には、脳内にオピオイド受容体の存在が証明され、生体内にもエンケファリンやエンドルフィンのようなオピオイド物質が、ストレスや痛みに対して分泌されることが見出されるに至って、オピオイドの疼痛治療への有用性が明確になったのです。

　しかし、筆者が大学病院薬剤部に着任した2000年前後では、医師においてさえ、麻薬の負の側面としての依存性や中毒性、呼吸抑制作用に拘泥して、鎮痛薬としての麻薬の使用は抑制的であったように思えました。そこで、世界保健機関（WHO）は、「がん疼痛治療法」の普及のために、麻薬の不正使用の撲滅と併せて疼痛管理の有用性について、医療従事者だけでなく患者・家族の認識を改めるべきであると提言してきました。その結果、日本でも麻薬の使用量は、2000年当時の5倍以上となっています。しかし、世界的に見ると、日本での麻薬の使用量は、いまだ欧米諸国の5分の1から10分の1程度にとどまっています。

　そのような中、近年は地域包括ケアシステムの構築のため、在宅医療が推進されているところです。特に、がんなどの疼痛から患者を解放する緩和医療が重視されています。そこで、本書は、病院から在宅に移っても患者に痛みを感じさせないためのオピオイドの投与方法、使用上の注意や副作用の回避の方法などの疼痛管理のポイントを、Q&A方式で逐一解説しました。薬剤師が、医師や看護師などの医療従事者へ適切なオピオイド使用のための情報提供を行い、かつ密接に連携して、患者の疼痛除去や麻薬使用への不安解消、服薬指導に当たるためのツールとして、本書を活用いただけたら幸いです。

2018年11月

宮本　謙一

執筆者一覧

■ 編著者

宮本 謙一　　金沢大学名誉教授・附属病院前薬剤部長
　　　　　　　　中北薬品株式会社 北陸薬事情報室長

■ 執筆者

菅　幸生　　金沢大学医薬保健研究域薬学系准教授
　　　　　　　日本医療薬学会 がん指導薬剤師・がん専門薬剤師

大川 浩子　　金沢赤十字病院薬剤部副部長
　　　　　　　　日本静脈経腸栄養学会 NST 専門薬剤師

枝廣 茂樹　　金沢赤十字病院薬剤部係長
　　　　　　　　日本緩和医療薬学会 緩和薬物療法認定薬剤師

松波 寿雄　　金沢赤十字病院薬剤部
　　　　　　　　日本緩和医療薬学会 緩和薬物療法認定薬剤師

小林 星太　　とくひさ中央薬局
　　　　　　　　日本緩和医療薬学会 緩和薬物療法認定薬剤師

目　次

はじめに ……………………………………………………………………………… 3

オピオイドの薬理

　　1．オピオイドとは？ ……………………………………………………… 8
　　2．オピオイド受容体 …………………………………………………… 10
　　3．モルヒネの薬理作用 ………………………………………………… 12
　　4．オピオイドの体内動態 ……………………………………………… 14
　　5．オピオイドの薬理学的特徴比較 …………………………………… 17
　　6．オピオイド耐性 ……………………………………………………… 19
　　7．オピオイド依存性 …………………………………………………… 19

オピオイドの投与法

　　Q1．どのような痛みにオピオイドは有効ですか？ ………………… 22
　　Q2．WHO方式鎮痛（除痛）ラダーについて教えてください ……… 24
　　Q3．オピオイドの薬剤間の対応量を教えてください ……………… 26
　　Q4．剤形の特徴と選択について教えてください …………………… 28
　　Q5．オピオイドスイッチングについて教えてください …………… 30
　　Q6．タイトレーションとは何ですか？ ……………………………… 32
　　Q7．レスキューについて教えてください …………………………… 34
　　Q8．PCAポンプによる投与について教えてください ……………… 36

オピオイドの使用上の注意

　　Q9．妊婦、産婦、授乳婦への投与時の注意点を教えてください … 38
　　Q10．腎機能障害患者への投与時の注意点を教えてください ……… 40
　　Q11．肝機能障害患者への投与時の注意点を教えてください ……… 42
　　Q12．呼吸困難患者への投与時の注意点を教えてください ………… 44
　　Q13．禁忌症およびその他の注意すべき疾患について教えてください … 46
　　Q14．小児への投与時の注意点を教えてください …………………… 48
　　Q15．高齢者への投与時の注意点を教えてください ………………… 50

目　次

オピオイドの副作用

- Q16. 嘔気・嘔吐への対応・治療法を教えてください … 52
- Q17. 便秘への対応・治療法を教えてください … 54
- Q18. 眠気・傾眠への対応・治療法を教えてください … 56
- Q19. 皮膚掻痒感への対応・治療法を教えてください … 57
- Q20. せん妄・錯乱・幻覚への対応・治療法を教えてください … 58
- Q21. 呼吸抑制への対応・治療法を教えてください … 59
- Q22. 排尿障害への対応・治療法を教えてください … 60
- Q23. 口渇への対応・治療法を教えてください … 61
- Q24. 発汗への対応・治療法を教えてください … 62
- Q25. ミオクローヌスへの対応・治療法を教えてください … 63
- Q26. オピオイドの急性中毒への対応・治療法を教えてください … 64
- Q27. オピオイドの慢性中毒への対応・治療法を教えてください … 65

服薬指導の実際（知っておくと便利な知識）

- Q28. オピオイドが投与されるのは「末期だから」という誤解を払拭したい … 66
- Q29. 麻薬中毒にならないのですか？ … 67
- Q30. 痛みがなくなったら服用しなくてよいですか？ … 68
- Q31. 鎮痛以外の目的でオピオイドを使い続ける（ケミカルコーピング）患者への対処法は？ … 69
- Q32. オピオイド開始時に制吐薬の予防投与は必要ですか？ … 70
- Q33. オピオイド投与時に下剤も投与したほうがよいですか？ … 71
- Q34. オピオイドスイッチングによって副作用が軽快することがありますか？ … 72
- Q35. オピオイドの投与経路の変更によって副作用を軽快することができますか？ … 73
- Q36. オピオイド投与中においても持続痛がある場合の対処法を教えてください … 74
- Q37. 鎮痛補助薬の使い方について教えてください … 75
- Q38. オピオイドスイッチングや鎮痛補助薬を併用しても改善しない難治性の痛みに対する対処法について教えてください … 76
- Q39. モルヒネ不耐性について教えてください … 77

- Q40. パラドキシカル・ペインとは？ …………………………………………… 78
- Q41. 麻薬の管理上の注意点を教えてください ………………………………… 79
- Q42. 麻薬は処方日数に制限がありますか？ …………………………………… 80
- Q43. オピオイド鎮痛薬を海外旅行に持って行きたいのですが ……………… 81
- Q44. 不要になった麻薬鎮痛薬はどのようにして捨てたらよいのでしょうか？… 82

在宅でのPCAポンプ使用についてのQ&A

- Q45. PCAポンプの種類を教えてください ……………………………………… 84
- Q46. PCAポンプはレンタルできますか？ ……………………………………… 85
- Q47. 在宅で使用できる麻薬注射剤を教えてください ………………………… 86
- Q48. 麻薬注射剤の充填はどうするのですか？ ………………………………… 87
- Q49. PCAポンプ関連備品の準備はどうするのですか？ ……………………… 88
- Q50. 電池交換はどうするのですか？ …………………………………………… 89
- Q51. PCAポンプのアラームやトラブルへの対応はどうしますか？ ………… 90
- Q52. 輸液に麻薬注射剤を混注できますか？ …………………………………… 91
- Q53. 高カロリー輸液用ポンプとPCAポンプの併用はできますか？ ………… 92
- Q54. 薬局の薬剤師はどのように関わるのですか？ …………………………… 93

【巻末参考資料】

- 痛みの評価法 …………………………………………………………………… 94
- 患者用説明シート ……………………………………………………………… 97
- 体内動態パラメータ比較 ……………………………………………………… 98
- 鎮痛補助薬の種類と特徴 ……………………………………………………… 100
- 相互作用・併用注意一覧表 …………………………………………………… 101
- 麻薬及び向精神薬取締法（抜粋） …………………………………………… 102

- 索　引 …………………………………………………………………………… 104

オピオイドの薬理

1 オピオイドとは？

　紀元前3500年頃には、シュメール人がケシ（Opium poppy）の樹液からアヘン（opium）を採って、睡眠や多幸感を得るために用いていたようです。そして1804年、ドイツの薬剤師フリードリヒ・ゼルチュルナーにより、ケシよりモルヒネが分離されたのです。モルヒネは史上初めて分離されたアルカロイドであり、これが「夢のように痛みを取り除いてくれる」ということから、ギリシャ神話に登場する夢の神モルペウス（Morpheus）にちなんでモルフィウム（morphium）と名づけられました。

　その後、モルヒネやコデインに加えてモルヒネ半合成誘導体を"オピエート"と称するようになりました。1973年、PertとSnyder[1]が神経組織内にオピエート受容体を発見、1975年、HughesとKosterlitz[2]によりブタ脳からこの受容体に親和性を有するメチオニンエンケファリンやロイシンエンケファリンが、SimantovとSnyder[3]により子牛脳よりエンドルフィンが発見され、内因性オピオイドと総称されました。その結果、これらのペプチドが真の内因性リガンドであろうということで、オピエート受容体

表1　オピオイドの分類

固有活性	名称	由来による分類	規制
完全作動薬	βエンドルフィン	内因性	
	エンケファリン	内因性	
	ダイノルフィン	内因性	
	エンドモルフィン	内因性	
	モルヒネ	天然	毒薬・劇薬、麻薬
	コデイン	天然	劇薬、麻薬
	ジヒドロコデイン	半合成	劇薬、麻薬
	オキシコドン	半合成	劇薬、麻薬
	メサドン	合成	劇薬、麻薬
	ペチジン	合成	麻薬
	ヒドロモルフォン	合成	劇薬、麻薬
	フェンタニル	合成	劇薬、麻薬
	タペンタドール	合成	劇薬、麻薬
	トラマドール	合成	劇薬
部分作動薬	ナロルフィン	半合成	麻薬
	ブプレノルフィン	半合成	劇薬、向2*
作動薬―拮抗薬	ペンタゾシン	合成	劇薬、向2*
	ブトルファノール	合成	劇薬
	エプタゾシン	合成	劇薬
拮抗薬	ナロキソン	半合成	劇薬
	レバロルファン	合成	

*向精神薬第2類

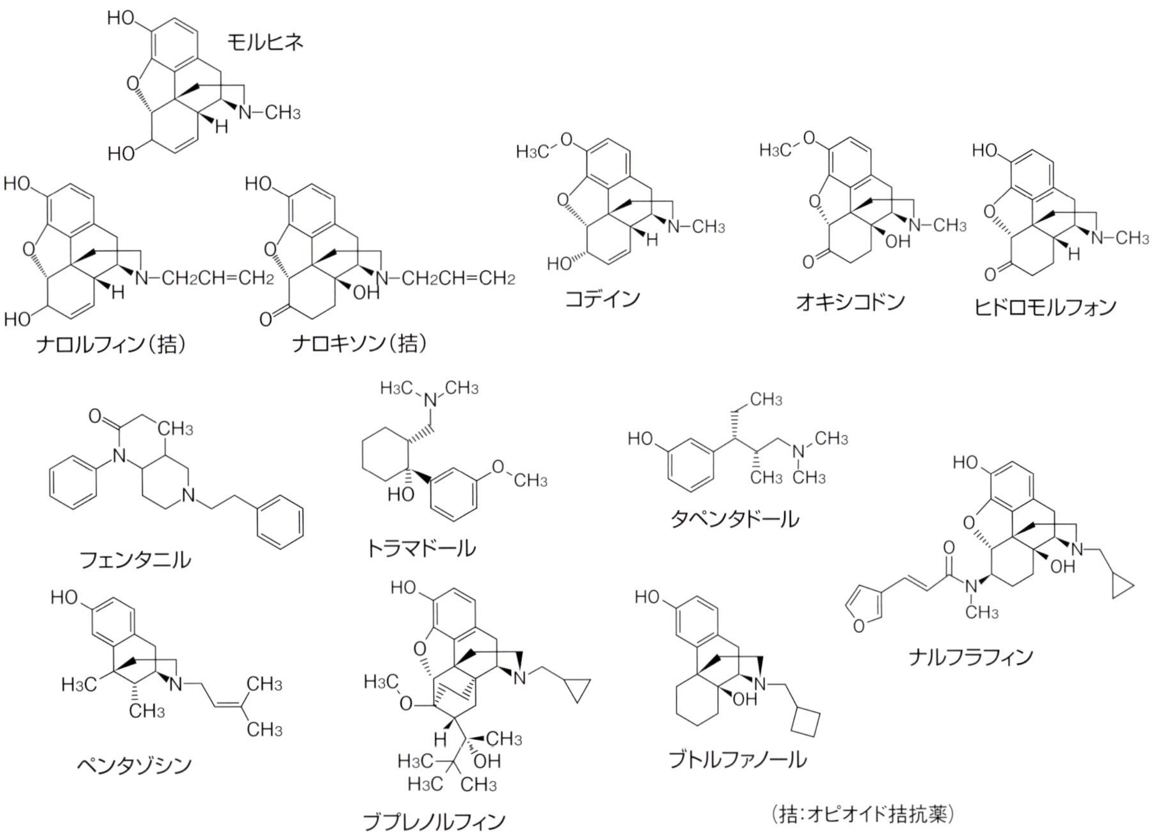

図1 主なオピオイドの化学構造

を内因性オピオイドの受容体であるとして、オピオイド受容体と呼ぶようになりました[4]。その後、天然物質、合成物質にかかわらずオピオイド受容体に親和性を示すモルヒネ様物質を"オピオイド"と総称することとなったのです（**表1**、**図1**）。

一方、"麻薬"とは、日本の「麻薬及び向精神薬取締法」において定められている物質を指しており、これらのうち医療用麻薬として使われているものは、モルヒネ、コデイン、オキシコドン、フェンタニル、タペンタドール、メサドンなどです。NMDA受容体拮抗作用により麻酔作用を示すケタミンやNa$^+$チャネルを遮断して局所麻酔作用を示すコカインも麻薬に指定されていますが、オピオイド受容体に作用しないので、"オピオイド"には分類されません（**図2**）[5,6]。

オピオイドの薬理

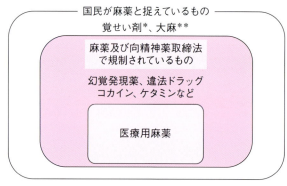

図2 麻薬の捉え方
（文献5、6より引用改変）

*覚せい剤取締法で規制、**大麻取締法で規制

2 オピオイド受容体[7]

　1973年にSnyderらによって、モルヒネが作用する受容体が発見されました。後にこの受容体は、モルヒネの頭文字に対応するギリシャ文字のμ（ミュー）受容体と命名されました。その後、次々と発見された内因性オピオイドの結合親和性などからδ（デルタ）、κ（カッパ）受容体が発見されました。また、それぞれには複数のサブタイプの存在が提唱されたこともありましたが、受容体のクローニング、アミノ酸配列が決定されるに至って、サブタイプの存在は否定され、μ、δ、κ受容体はそれぞれ1種類しか存在せず、サブタイプは、スプライシング産物や立体構造変形などによると考えられています。

　これらのオピオイド受容体はいずれも中枢神経をはじめ全身に分布しており、細胞膜7回貫通型の構造を有するタンパク質で、アデニル酸シクラーゼ抑制型のGタンパク質（Gi/O：αi/O, β, γからなる三量体）と共役しています。オピオイドにより受容体が刺激されると、Gタンパク質の$\beta\gamma$サブユニットが活性化されてCa^{2+}チャネルの開口を抑制し、K^+チャネルの開口を促進することなどによって神経伝達物質遊離抑制や過分極による神経興奮の抑制を引き起こし、痛覚情報伝達を抑制するのです。また、アデニル酸シクラーゼの抑制、ホスホリパーゼCの活性化を介した細胞内情報伝達を通して、様々な薬理作用を発揮します（**図3**、**表2**[7,8]）。

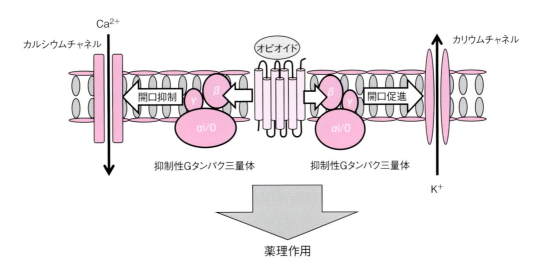

図3 オピオイド受容体

表2 オピオイド受容体とリガンド

受容体タイプ	μオピオイド受容体	δオピオイド受容体	κオピオイド受容体
主な発現部位	大脳皮質、線条体、視床、視床下部、中脳、橋-延髄（青斑核、孤束核）、脊髄、一次感覚神経、消化管など	大脳皮質、線条体、側坐核、中脳、消化管など	線条体、側坐核、視床、視床下部、中脳、橋-延髄（青斑核、孤束核）、脊髄など
内因性リガンド	エンケファリン類 βエンドルフィン	メチオニンエンケファリン ロイシンエンケファリン	ダイノルフィン
関与する薬理作用	鎮痛、鎮静、多幸感、依存形成 消化管運動抑制、呼吸抑制、 掻痒感	抗うつ作用 身体・精神依存形成 弱い鎮痛	鎮痛、鎮静 鎮咳 幻覚、せん妄
医薬品			
モルヒネ	++	+	+
フェンタニル	+++	+	+
オキシコドン	++	NA	NA
ヒドロモルフォン	++	+	+
コデイン	+	NA	NA
タペンタドール	+	±	±
トラマドール	+a	±	±
ペンタゾシン	− or P	+	++
ブプレノルフィン	P	NA	− or P
ナロキソン	−−−	−	−
ブトルファノール	− or P	NA	++
ナルフラフィン	±	±	+

+: アゴニスト、−: アンタゴニスト、P: 部分アゴニスト、±: ほとんど作用なし、NA: データがないか不適当
a: トラマドールの活性代謝物 O-デスメチルトラマドール

（文献7、8より引用改変）

オピオイドの薬理

3 モルヒネの薬理作用[4]

モルヒネは、全身に分布するオピオイド受容体のアゴニストであり、多くの作用はμ受容体刺激作用で説明されます。

▶鎮痛作用

モルヒネの鎮痛作用はμ受容体に対する刺激作用です。中脳や延髄網様体の神経核を賦活化することによって下行性痛覚抑制系を活性化し、脊髄後角から入る一次感覚神経終末からのサブスタンスP、ブラジキニンなどの神経伝達物質の遊離を抑制することによって痛覚情報伝達を抑制します。さらに、大脳皮質や視床などの上位中枢に作用して、痛覚閾値を上昇させて鎮痛作用を示します（**図4**）[9]。

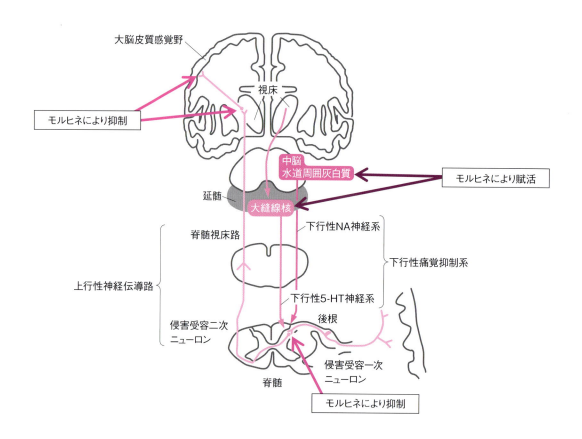

図4 モルヒネの鎮痛作用点

（文献9より引用改変）

▶鎮静・傾眠作用、錯乱・幻覚作用

モルヒネの鎮痛作用に続いて鎮静、傾眠が発現しますが、見当識障害や意識混濁に進むことはほとんどありません。モルヒネの代謝物（モルヒネ-6-グルクロニド：M6G）の蓄積により眠気が増強します。腎機能障害者ではM6Gの排泄が低下するので要注意です。

また、中脳辺縁ドパミン神経系の活性化を引き起こしてドパミンの遊離を促すことで、多幸感や幻覚・錯乱、精神依存形成を引き起こすと考えられています。しかし、疼痛下ではモルヒネによるドパミン神経の過剰興奮は起こりにくいとされています[10]。

▶縮瞳作用

中脳の動眼神経核のμ受容体刺激により瞳孔括約筋が収縮、中毒量では点状瞳孔となります。この作用は耐性が形成され難いとされています。

▶呼吸抑制

主として延髄呼吸中枢のμ受容体を介してCO_2感受性低下、呼吸リズムを抑制します。この作用は、呼吸困難のコントロールに有効とされています。

呼吸抑制は鎮痛効果の10倍用量でなければ起こりませんが、過量投与の急性中毒では、特徴的なCheyne-Stokes呼吸に陥り、死に至ります。

▶鎮咳作用

延髄の咳中枢に作用して咳反射を抑制します。なお、この咳抑制と呼吸抑制の間には相関性はないとされています。

▶嘔気・嘔吐作用

延髄第四脳室底にある化学受容器引金帯（CTZ）のμ受容体の刺激によってドパミン作動的にCTZが興奮し、延髄の嘔吐中枢を経て嘔気・嘔吐を起こします。また、耳前庭器の興奮や胃内圧増大が、求心性神経を介してCTZを刺激して嘔吐を起こします。この催吐作用は比較的早期に耐性が形成されます。

▶消化器に及ぼす作用

消化管に対する作用は、主としてμおよびδ受容体を介した消化管運動の抑制と各種括約筋の緊張による消化管輸送能抑制作用です。結果として、胃や小腸の内容物排泄時間の延長、腸管消化液の分泌の減少を起こします。大腸においても蠕動運動が低下して水分吸収が進んで便の固化をもたらし、肛門括約筋の緊張と排便反射の抑制により便秘をきたします。便秘作用は耐性を生じ難いとされています。

オッジ括約筋が収縮するため、胆管内圧が著しく上昇して、心窩部痛や右季肋部痛が

起こることがあり、これは2時間以上も続くとされています。

▶泌尿器に及ぼす作用

尿管平滑筋の緊張収縮と膀胱括約筋の緊張増強などにより排尿困難となります。これらの作用は、脊髄のμあるいはδ受容体に対する作用も関与していると考えられています。

▶皮膚に及ぼす影響

オピオイドは治療量で皮下血管を拡張し、ヒスタミン遊離を起こし、皮膚掻痒感をもたらします。このヒスタミン遊離は、μ受容体を介する作用と皮下の肥満細胞への直接作用によるものがあるようで、ナロキソンのようなオピオイド受容体拮抗薬で遮断できる痒みと、抗ヒスタミン薬で抑制できるものがあります。

▶内分泌に及ぼす影響

オピオイドは、視床下部—脳下垂体—副腎（Hypothalamic-Pituitary-Adrenocortical：HPA）系を抑制するため、コルチゾールをはじめとする副腎ホルモン、性ホルモンなど多数のホルモン分泌を低下させます。プロラクチン分泌は増加します。

4 オピオイドの体内動態[8,11]

オピオイドは一般的にどのような投与経路からでもよく吸収されるため、様々な剤形が開発されています。しかし、剤形によって効果発現時間や持続時間が異なるため、目的に応じて適切に剤形選択をしなければなりません（オピオイド間の剤形による特徴については次章Q4 28ページ参照）。ここでは、主なオピオイドの体内動態を比較します（**表3**）。

▶吸収

表3に示すように、いずれのオピオイドも経口投与にて30％程度の生物学的利用率（バイオアベイラビリティ）を示します。フェンタニルやペンタゾシン、ブプレノルフィン、ブトルファノールなどは、消化管吸収後、肝臓での初回通過効果を受けやすいためバイオアベイラビリティは極めて低くなっています。そのため、フェンタニル、ブプレノルフィン、ブトルファノールは、非経口投与剤形が開発されています。一方、オキシコドンやトラマドールは初回通過効果を受けにくいとされています。

▶分布

オピオイドはいずれも塩基性薬物のため、血中ではα_1酸性糖タンパク質と結合して

表3　オピオイドの体内動態

オピオイド	生物学的利用率（%）*	血漿タンパク結合率（%）	物質としての半減期（hr）	主な代謝経路	代謝物（鎮痛活性の有無）	未変化体尿中排泄率（腎排泄率）（%）
モルヒネ	19-47	35±2	約2〜4	グルクロン酸抱合	M6G（有）	約8〜10
				グルクロン酸抱合	M3G（無）	
フェンタニル	92**	84±2	約4	CYP3A4	ノルフェンタニル（無）	約10
オキシコドン	60	45	約3.5〜4	CYP3A4	ノルオキシコドン（無）	約5.5〜19
				CYP2D6	オキシモルフォン（弱い）	
コデイン	50±7	7	約2.5〜3.5	CYP2D6	モルヒネ（有）	約3〜16
ヒドロモルフォン	24	24-30	約9	グルクロン酸抱合	ヒドロモルフォン-3-グルクロニド（極めて弱い）	約3
タペンタドール	32	20	約4〜5	グルクロン酸抱合	タペンタドール O-グルクロニド（無）	約3
トラマドール	75	20-22	約6	CYP2D6	O-デスメチルトラマドール（有）	約30
ペンタゾシン	18	65	約2〜3	グルクロン酸抱合	ペンタゾシングルクロニド（無）	約5〜8
ブプレノルフィン	14**	94	約2	CYP3A4	ノルブプレノルフィン（弱い）	約1
ブトルファノール	17**	80	約4.8	CYP	ヒドロキシブトルファノール（弱い）	約5

*経口投与による生物学的利用率
**経皮投与による生物学的利用率

（文献8より引用改変）

いますが、フェンタニルやブプレノルフィン、ブトルファノール以外の薬物の結合率はそれほど強くありません。タンパク結合率の高いオピオイドは、他の塩基性薬物との薬物相互作用が問題になる可能性があります。

　血流に入ったフェンタニルは、その高い脂溶性のため、まず、脂質に富む中枢神経系に高い分布を示しますが、次いで末梢の筋肉や脂肪組織に再分布します。

▶**代謝**

　体循環に入ったいずれの薬物も肝臓で代謝され、腸肝循環しながら緩やかに体内から消失します。しかし、留意すべきは代謝物のオピオイド活性です。

●**モルヒネ**のほとんどは肝臓でグルクロン酸抱合され、M3G（morphine-3-glucuronide）（約55％）とM6G（約15％）となります（**図5**）[12]。M6Gは、モルヒネの数百倍の鎮痛効果を持つとされますが、グルクロン酸抱合により水溶性が高まっているため、血液脳関門の通過性は低いにもかかわらず、モルヒネの2倍程度の鎮痛作用と傾眠などの副作用のもととなります[4]。さらに、これらの抱合体は、胆汁中に排泄された後、腸管内のグルクロニダーゼにて加水分解されてモルヒネとして再び腸管から吸収される（腸肝循環）ため、作用の持続時間は長くなります。なお、M3Gは、神経興奮作用や鎮痛抑制作用を持つとされています。

オピオイドの薬理

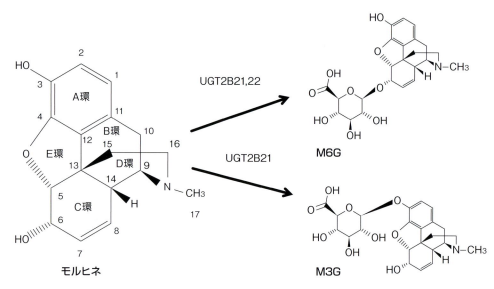

図5 モルヒネとグルクロン酸抱合体

(文献 12 より引用改変)

- **コデイン**は、肝臓においてCYP3A4により不活性のノルコデインになり、グルクロン酸抱合されて腎臓から消失します。一方、約10％はCYP2D6によってモルヒネに変換されて鎮痛作用を示します。CYP3A4阻害薬との併用によって相対的にCYP2D6によるモルヒネの生成が増加するため、併用薬には注意を要します[13]。
- **トラマドール**自体のオピオイド受容体への親和性は極めて低いですが、肝臓でCYP2D6の代謝を受けて生成するO-デスメチルトラマドールは強力な鎮痛作用を示します。
- **ブプレノルフィン**が肝臓のCYP3A4の代謝を受けて生成されるノルブプレノルフィンは弱い鎮痛作用を有しますが、未変化体の鎮痛効果に有意な貢献はしていないと考えられています。未変化体、ノル代謝物はともにグルクロン酸抱合を受けて胆汁排泄され、腸肝循環をします。
- **ブトルファノール**の主代謝物のヒドロキシブトルファノールの鎮痛作用は弱いです。グルクロン酸抱合を受けた未変化体や水酸化体は胆汁排泄後、腸肝循環をします。
- **ヒドロモルフォン**は、グルクロン酸抱合され極めて活性の弱い代謝物が主に尿中排泄されます。なお、これはCYP活性に影響しないため、他の薬物との相互作用は少ないです。

▶排泄

オピオイドは、ほとんど肝臓で代謝されて尿中に排泄されます（**表3**）。したがって、腎機能の低下している患者や高齢者では、排泄が遅れます。

そこで問題となるのが、強いオピオイド活性を有するモルヒネの代謝物M6Gです。腎機能障害患者では、M6Gのクリアランス低下により、見かけ上モルヒネの副作用と

しての傾眠などが持続します。そこで、腎機能障害患者にはモルヒネの代わりにオキシコドンを使用します。

5 オピオイドの薬理学的特徴比較

▶フェンタニル

モルヒネに比べてμ受容体に対する親和性は著しく高く、モルヒネの100～150倍も強力な鎮痛作用を有します。一方で、他のオピオイド受容体に対する作用は相対的に弱く、代謝物も非活性であるため、傾眠や便秘をはじめとする副作用はモルヒネに比べると弱く、持続性がないとされています[14]。

経皮剤は、経口服用の困難な患者には有用ですが、他のオピオイドから変更時の用量設定や、貼付部位の皮膚の状態、温めないなど、用法の注意事項に留意しなければなりません。

▶オキシコドン

モルヒネに比べてオピオイド受容体に対する親和性は低いですが、鎮痛作用は同程度と考えてよいでしょう。特筆すべきは、オキシコドンはグルクロン酸抱合を受けない構造のため（**図1**参照）、M6Gのような副作用の原因となる代謝物がなく、腎機能低下時でも傾眠などの副作用は少ない点です。

▶ヒドロモルフォン

オピオイドμ受容体への親和性は、κ、δよりも強いです。グルクロン酸抱合により代謝されて尿中排泄されますが、代謝物のオピオイド活性は約1/2,280と極めて低いとされています。

▶コデイン

コデインそのもののオピオイド受容体親和性は低く、オピオイド活性は代謝物としてのモルヒネによるものです。したがって、鎮痛作用やその他の副作用はモルヒネより弱いです。しかし、コデインの鎮咳作用はそのものの作用とされており、鎮咳作用用量では、便秘、悪心・嘔吐などの副作用はモルヒネより少ないです。

▶メサドン

メサドンは、光学異性体であり、L-メサドンはμ受容体アゴニスト作用を示し、D-メサドンはNMDA受容体阻害作用を示します。メサドンは、このNMDA阻害作用を

オピオイドの薬理

有するため、鎮痛耐性を形成し難いと考えられています。したがって、他のオピオイドの鎮痛作用が減弱した後に変更しても鎮痛効果が期待でき、疼痛原因に神経障害性因子が関わっている場合には、メサドンの使用を試みる価値はありそうです[15]。

▶ トラマドール

μオピオイド受容体に対する弱い親和性とセロトニン・ノルアドレナリン再取り込み阻害作用を併せ持ちますが、μオピオイド作用は、代謝物O-脱メチル化体によります。したがって、モルヒネ様の鎮痛作用と抑うつ作用を有し、神経障害性疼痛に効果があるとされており、副作用もモルヒネに比して少ないです。

なお、タペンタドールは、トラマドールのμ受容体作用とノルアドレナリン取り込み阻害作用を強め、セロトニン作用を弱めたもので、より鎮痛作用を強めたものです。トラマドールは麻薬指定されていませんが、タペンタドールは麻薬に指定されています。

▶ ペンタゾシン

基本的な鎮痛作用はκ受容体アゴニスト作用によると考えられ、モルヒネより弱いですが同程度の副作用が現れます。嘔吐作用は弱いです。しかし、鎮痛効果には有効限界があるとされており、増量しても効果がない場合があります（天井効果）。なお、μ受容体には拮抗作用を有するので、モルヒネからペンタゾシンに変更すると、鎮痛効果の低下や退薬症候*を起こす可能性があります。

*退薬症候：7 オピオイド依存性参照

▶ ブプレノルフィン

μ受容体には部分アゴニストとして、κ受容体にはアンタゴニストとして働きますが、脂溶性が極めて高く、受容体からの遊離が遅いため、強い鎮痛作用をはじめとする薬理作用（副作用）が持続します。天井効果もあるとされています。

長期のμ受容体アゴニストの投与からブプレノルフィンに変更すると、退薬症候*を起こすことがあります。また、ブプレノルフィンの中毒症状に対してオピオイド拮抗薬ナロキソンを投与しても、受容体とブプレノルフィンの結合親和性が強いため、追い出し効果が弱く、拮抗作用が現れにくいとされています。

▶ ナルフラフィン

ほぼκ受容体選択的作動薬であり、鎮痛効果というより、血液透析患者や慢性肝疾患患者の掻痒症の改善に特化した薬物であり、抗ヒスタミン薬抵抗性の掻痒に有効です[16]。

6 オピオイド耐性

▶耐性形成機構

　耐性とは、ある種の薬物を長期間投与することによって、初期の投与量で得られた薬理効果を期待するためにはより多くの用量を必要とするようになる、いわば生体の生理的順応状態と言えます。

　オピオイドの耐性形成機構には少なくとも2つの機序が唱えられています。
①オピオイドμ受容体がリン酸化され、共役していたGタンパク質が解離すると、β-アレスチンというタンパク質の作用によってGタンパク質の再共役ができなくなって細胞内に取り込まれていくため、細胞膜上の受容体が減少します[17]。
②オピオイドμ受容体が活性化すると、そのシグナルカスケードの下流にあるプロテインキナーゼC（PKC）が受容体を次々リン酸化するために、受容体はGタンパク質と共役できなくなって、不活性化されたままとなります[18]。この場合、受容体は内在化しません。

　しかし、オピオイドの鎮痛耐性形成機構は非常に複雑で、いまだ完全に解明されるには至っていません[19]。耐性は薬物の中止後、徐々に回復します。

▶生理反応による耐性の程度の違い[4]

　縮瞳は、ほとんど耐性を示さないので、麻薬中毒の検出に使えます。便秘や、嘔吐、鎮痛、鎮静などは中等度の耐性を示し、多幸感は、迅速に耐性となります。また、オピオイド間での交叉耐性もあります。

▶疼痛下の鎮痛耐性

　がん疼痛患者にモルヒネを適正に投与した場合、鎮痛耐性はほとんど問題となることはありません。このことは、基礎実験においても証明されています[20]が、オピオイド受容体の種類やサブタイプ間の刺激バランスが関係しているようです[19]。

　オピオイドを増量しなければならないことはしばしばありますが、この場合は、がんの進行・転移などにより疼痛が増したためと考えられます。

7 オピオイド依存性

▶依存とは？

　オピオイドの**身体依存**は、モルヒネなどを慢性投与後、投薬中止やナロキソンのようなμ受容体拮抗薬を投与した時に退薬症候（離脱症候、禁断症状）が起こることで評価

されます。症状としては、急性症状とは逆の興奮、痛覚過敏、散瞳、下痢、呼吸増加、血圧上昇などの体性運動神経や自律神経の興奮症状を示します[4]。

一方、**精神依存**では、必要以上に薬物を欲しがり、増量するようになります。副作用が出ているにもかかわらず使用量を減らすことなく、治療以外の目的で使用を続けるなど、精神不安症状を示すようになります[21]。オピオイドへの嫌悪感とも考えられています。

▶依存形成機序

オピオイドμ受容体を遺伝的に欠損させたマウスでは、モルヒネの鎮痛効果も精神・身体依存も示さないことから、μ受容体がこれらに必須であることが示されています[22]。

一方、κ受容体刺激は、中脳辺縁ドパミン神経系を抑制して、μ受容体作動薬による精神依存形成を抑制する方向に働いていると考えられています[23]。

▶疼痛下、オピオイドの依存性は形成され難い

現在、依存形成の機序が完全に解明されているわけではありませんが、κ受容体作動薬がモルヒネの依存形成や退薬症候を抑制することが報告されている[23-25]ことより、μ受容体とκ受容体が補完的に働いているものと考えられます。たとえば、非疼痛下、κ受容体刺激は、μ受容体に対して鎮痛作用の増強、依存性や耐性の抑制に関与しているとされています[26]。

一方、疼痛下では、モルヒネの耐性、身体依存、精神依存形成が明らかに抑制されます。ダイノルフィンなどの内因性κ作動性オピオイドが、μ受容体を介する依存形成を抑制しているのかもしれません(**図6**)[26,27]。

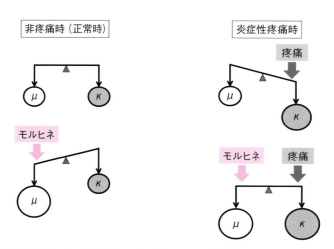

図6 正常および疼痛時のオピオイド受容体間の生理的バランス

(文献26より引用改変)

参考資料

1) Pert CB, Snyder SH: Science 179: 1011-1014, 1973
2) Hughes J et al: Nature 258: 577-580, 1975
3) Simantov R, Snyder SH: Proc Natl Acad Sci USA 73: 2515-2519, 1976
4) グッドマン・ギルマン薬理書，第12版，高折修二ほか監訳，東京，廣川書店，2013，pp.601-663
5) 鈴木勉, 成田年：薬局 58: 2873, 2007
6) 緩和医療における服薬指導 Q&A，片山志郎編，大阪，医薬ジャーナル社，2010，pp.33-35
7) がん疼痛の薬物療法に関するガイドライン 2014年版，日本緩和医療学会 緩和医療ガイドライン委員会編，東京，金原出版，2014，pp.42-44
8) がん疼痛の薬物療法に関するガイドライン 2014年版，日本緩和医療学会 緩和医療ガイドライン委員会編，東京，金原出版，2014，pp.51-56
9) モルヒネによるがん疼痛緩和，国立がんセンター中央病院薬剤部編著，東京，ミクス，1997，pp.62-84
10) Narita M et al: Neuroscience 125: 545-551, 2004
11) オピオイド，並木昭義，表圭一編，東京，克盛堂出版，2007，pp.11-19
12) 小栗一太：薬物動態 15: 136-142, 2000
13) オピオイドのすべて，鎮痛薬・オピオイドペプチド研究会編，東京，ミクス，1999，p.37
14) 鎮痛・オピオイド研究最前線，鎮痛薬・オピオイドペプチド研究会編，東京，ミクス，2002，p.129
15) Haumann J et al: Eur J Cancer 65: 121-129, 2016
16) 長瀬博：日本緩和医療薬学雑誌 3: 115-122, 2010
17) von Zastrow M et al: Curr Opi Neurobiol 13: 348-353, 2003
18) Chu J et al: Cell Signal 22: 684-696, 2010
19) オピオイド，並木昭義，表圭一編，東京，克盛堂出版，2007，pp.33-54
20) 鈴木勉：薬学雑誌 121: 909, 2001
21) がん疼痛の薬物療法に関するガイドライン 2014年版，日本緩和医療学会 緩和医療ガイドライン委員会編，東京，金原出版，2014，pp.66-70
22) Matthes HW et al: Nature 383: 819-823, 1996
23) Funada M et al: Neuropharmacology 32: 1315-1323, 1993
24) Tsuji M et al: Life Sci 66: PL353-PL358, 2000
25) Suzuki T et al: Eur J Pharmacol 213: 91-97, 1992
26) 成田年：ターミナルケア 14: 461, 2004
27) Narita M et al: Neuropsychopharmacology 30: 111-118, 2005

オピオイドの投与法

1 どのような痛みにオピオイドは有効ですか？

1 痛みの種類[1-3]

- 痛みには、侵害受容性疼痛と神経障害性疼痛があります。
- 侵害受容性疼痛は、侵害受容器が刺激を受けることによって、痛みが発生します。さらに、侵害受容性疼痛は、体性組織の障害によって生じる"体性痛"と、内臓の障害によって生じる"内臓痛"に分類されます。
- がんによる痛みは、侵害受容性疼痛（体性痛、内臓痛）、神経障害性疼痛が同時に起こり、複数の痛みが混在しています（**図**）。そのため、痛みに応じた適切な鎮痛薬を選択する必要があります。

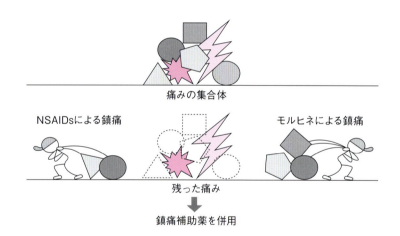

図　がんの痛みは色々な要因の集合体である

2 オピオイドの効果が期待できる痛み[1]

オピオイドは、μ受容体を介して鎮痛効果を発揮するため、様々な痛みを軽減させることができます。特に、侵害受容性疼痛の軽減に有効な薬剤です。その一方で、神経障害性疼痛では、オピオイドだけで十分な鎮痛効果が得られないことがあります。神経障害性疼痛をコントロールするためには、鎮痛補助薬である抗うつ薬、抗てんかん薬、抗不整脈薬などを使います（**表**）。

表 痛みの種類と鎮痛薬

		痛みの特徴（例）	鎮痛薬、鎮痛補助薬
侵害受容性疼痛	体性痛	拍動性の痛み うずくような痛み	NSAIDs オピオイド ビスホスホネート、デノスマブ（骨転移）
	内臓痛	押されるような痛み	
神経障害性疼痛		灼熱感 ビリビリとした痛み（電撃痛） 痛覚過敏（痛みを強く感じる） アロディニア（通常では痛みを感じない刺激で痛みが発生する）	抗うつ薬（パロキセチン、フルボキサミンなど） 抗てんかん薬（ガバペンチン、プレガバリン、カルバマゼピンなど） 抗不整脈薬（メキシレチンなど）

参考資料

1) 痛み学, 熊澤孝朗監訳, 愛知, 名古屋大学出版会, 2010, pp.369-374
2) 緩和医療薬学, 日本緩和医療薬学会編, 東京, 南江堂, 2013, pp.15-19
3) がん疼痛治療のレシピ 2007年版, 的場元弘監修, 東京, 春秋社, 2006, pp.132-133

2 WHO方式鎮痛（除痛）ラダーについて教えてください

1 WHO方式鎮痛ラダー（図）[1,2]

- **第1段階**：非ステロイド性消炎鎮痛薬（NSAIDs）またはアセトアミノフェンなどの非オピオイド鎮痛薬を使用します。NSAIDsとしては、ロキソプロフェン、ジクロフェナクや、シクロオキシゲナーゼ（COX)-2に対する阻害効果の強い薬剤（セレコキシブ、エトドラク）が使われることもあります。消化性潰瘍のある患者や腎機能が低下している高齢者では、NSAIDsによる副作用に注意が必要です。
- **第2段階**：第1段階の薬剤に、弱オピオイド（リン酸コデイン、トラマドールなど）を追加します。非オピオイド鎮痛薬に弱オピオイドを追加することで、鎮痛効果が相加的になります。ここでの注意点は、非オピオイド鎮痛薬と弱オピオイドを併用することです。非オピオイド鎮痛薬から弱オピオイドへの切り替えではない点に気をつけてください。
- **第3段階**：第1段階の薬剤に、強オピオイド（モルヒネ、フェンタニル、オキシコドンなど）を追加投与します。第2段階から変更する時は、弱オピオイドを中止して、強オピオイドを投与します。
- **鎮痛補助薬**：NSAIDsやオピオイドによって軽減しない痛みに対して使用される薬剤を鎮痛補助薬といいます。たとえば、神経障害性疼痛はオピオイドでは痛みの除去が難しい代表的な疼痛ですが、プレガバリン、カルバマゼピンなどによって鎮痛効果が得られることがあります。鎮痛補助薬は、鎮痛薬だけでは痛みのコントロールができない際に、第1～3段階のいずれの段階でも使用されます。抗けいれん薬だけではなく、抗うつ薬やステロイドなども鎮痛補助薬として使います（**表**）。

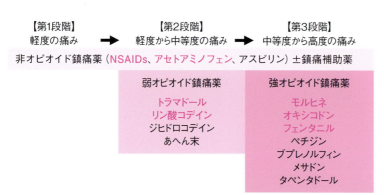

図　WHO方式鎮痛ラダー

（文献2より一部改変）

表　鎮痛薬の種類と特徴

	非オピオイド鎮痛薬	弱オピオイド	強オピオイド	鎮痛補助薬	
薬剤名	アセトアミノフェン イブプロフェン インドメタシン ロキソプロフェン ナプロキセン	コデイン ジヒドロコデイン トラマドール	モルヒネ オキシコドン フェンタニル メサドン タペンタドール ヒドロモルフォン	プレガバリン ガバペンチン バルプロ酸	抗けいれん薬
				パロキセチン デュロキセチン	抗うつ薬
				メキシレチン	抗不整脈薬
				ベタメタゾン デキサメタゾン	ステロイド
				ゾレドロン酸 デノスマブ	Bone-modifying agents
				オクトレオチド	その他
特徴		軽度から中等度の強さの痛みに用いる	中等度から高度の強さの痛みに用いる	薬理作用に鎮痛作用はないが、鎮痛薬と併用することで、鎮痛効果が高まる	

2 鎮痛薬使用の基本五原則[2]

① 経口投与を基本とする（by mouth）：簡便かつ用量調節が容易で、経済的にも望ましい。貼付剤は、経口困難、経口投与を希望しない患者や、痛みが安定している症例に適している。

② 時刻を決めて規則正しく（by the clock）：がんの痛みは、薬剤の血中濃度が低下する（痛み閾値が下がる）と出現する。先取り鎮痛の目的で、時刻を決めて投与し、血中濃度を安定させQOLの向上を目指す。

③ ラダーに沿って効力の順に（by the ladder）：ラダーに則って、痛みの程度に応じ必要な段階から開始し、効果が不十分の場合は上段に進む。必ずしも第1段階から開始する必要はない。

④ 患者ごとの個別の量で（for the individual）：年齢・体重・腎機能・肝機能などを考慮し、最少量で最大の鎮痛効果が得られる用量調節を行う。

⑤ その上で細かい配慮を（with attention to detail）：痛みの原因、鎮痛薬の必要性、作用機序などを患者と家族に十分説明し、安心して使用継続できるように配慮する。便秘、悪心・嘔吐、眠気などの副作用にも十分に配慮し、鎮痛薬の効果および副作用を評価し、治療の継続を行う。鎮痛効果が得られず副作用のみ発現してしまうと、オピオイドに対する拒否感が強くなり、その後の疼痛治療に大きな影響をもたらす危惧がある。

参考資料
1) がん疼痛治療のレシピ，的場元弘監修，東京，春秋社，2007，pp.14-15
2) がんの痛みからの解放―WHO方式がん疼痛治療法―第2版，世界保健機関編（武田文和訳），東京，金原出版，1996

オピオイドの投与法

3. オピオイドの薬剤間の対応量を教えてください

- モルヒネ、オキシコドン、フェンタニルなどの強オピオイドは、1mgあたりの鎮痛効果の強さが違います。
- 経口投与した時、モルヒネとオキシコドンの対応量は、モルヒネ：オキシコドン＝3：2となります（モルヒネ60mg＝オキシコドン40mg）[1,2]。
- フェンタニルは、3日間で貼り替える製剤（デュロテップ®MTパッチ）と1日毎に貼り替える製剤（フェントス®テープ、ワンデュロ®パッチ）があります。この中で、フェントス®テープとモルヒネ（経口）の対応量は、モルヒネ：フェントス®テープ＝30：1です（モルヒネ60mg＝フェントス®テープ2mg）[1,2]。
- 主なオピオイド間の対応量や投与経路を変えた際（たとえば、モルヒネを経口投与から注射に変更など）の対応量を**表**にまとめました。
- なお、コデインは、モルヒネの1/6～1/10の鎮痛作用を有しており、通常、成人には1回20mg、1日60mgを経口投与します。
- トラマドールは、通常、成人には1日100～300mgを経口投与します。なお、症状に応じて適宜増減します。ただし、1日400mgを超えないこととします。がん性疼痛患者において、1日の定時投与量が300mgで鎮痛効果が不十分となった場合、本剤の投与を中止し、モルヒネ等の強オピオイド鎮痛薬への変更を考慮することとされています。また、その場合には、トラマドールの定時投与量の1/5の用量の経口モルヒネを初回投与量の目安とすることが望ましいです。

表　オピオイド換算の例（いずれも1日量）

オピオイド	経口剤	坐剤	注射剤 （静脈内・皮下）	貼付剤
モルヒネ	60 mg	40 mg	20〜30 mg	
オキシコドン	40 mg	−	30 mg*	−
フェンタニル	−	−	0.4〜0.6 mg	フェントス®テープ 2 mg デュロテップ®MTパッチ 4.2 mg
ヒドロモルフォン	12 mg	−	2.4 mg**	−

*添付文書上は、経口オキシコドンの3/4量、モルヒネ注の1.25倍量とすることとされています。ここでは、経口オキシコドンの3/4量を表記しています。
**添付文書上は、経口ヒドロモルフォンの1/5量、モルヒネ注の1/8量に設定することとされています。ここでは、経口ヒドロモルフォンの1/5を表記しています。

（参考：各医薬品の添付文書）

| 参考資料 |
1) 緩和医療薬学，日本緩和医療薬学会編，東京，南江堂，2013，pp.58-60
2) がん疼痛治療のレシピ2007年版，的場元弘監修，東京，春秋社，2006，pp.88-111

オピオイドの投与法

4 剤形の特徴と選択について教えてください

1 オピオイドの剤形[1]

- **経口剤**（MSコンチン®錠、カディアン®カプセル、オプソ®内服液、オキシコンチン®錠、オキノーム®散、ナルサス®錠、ナルラピド®錠など）
最も簡便な投与方法。患者本人で管理がしやすいです。散剤や液剤を用いることで微量な調節も可能です。

- **貼付剤**（デュロテップ®MTパッチ、フェントス®テープなど）[2]
経口投与が困難な患者に適します。1日毎に貼り替える製剤と3日毎に貼り替える製剤があります。製剤の分割ができないため、微調整が難しいです。

- **坐剤**（アンペック®坐剤）
直腸からの吸収は、肝臓を通過しない経路があるため、生物学的利用率が経口剤よりも良好[3]です。坐剤を投与する介助者が必要なことが多いです（本人が坐剤を挿入するのは難しい）。

- **舌下錠およびバッカル錠**（アブストラル®舌下錠、イーフェン®バッカル錠）
口腔粘膜から吸収されるため、鎮痛効果の発現時間が早いです。舌下錠、バッカル錠を噛み砕いたり、嚥下した場合は、速効性が失われることがあります。

- **注射剤**（モルヒネ塩酸塩注射液、オキファスト®注、フェンタニル注射液など）
鎮痛効果が発現するまでの時間が短いです（皮下や血液内に直接投与するため）。投与量の微調節が可能です（点滴速度、混合量の調整が可能）。

2 剤形選択時の留意点

　鎮痛薬使用の基本五原則にあるように、経口投与から開始します。しかし、喉頭がんや甲状腺がんなどで食道が閉塞しており、経口投与が困難なケースでは、坐剤や貼付剤から投与を開始することもあります。痛みが強く、速やかな除痛が必要な場合は、注射剤の投与を行います。経口投与が基本となりますが、患者の病態、痛みの程度を考慮して、患者個々で最適な投与方法を選択することが必要です。また、経口投与で十分に効果が得られない時や副作用により薬剤の継続が難しい時にも、オピオイドの剤形を変更することがあります（Q5 30ページ参照）。

　経口投与は、患者本人で薬を管理することができるために、患者の満足度は高くなることが知られています。緩和ケアを受けている患者は、周囲の人に負担をかけること（薬剤を家族に管理してもらうなど）をストレスに感じてしまうことがあります。服薬指導により、オピオイドの正しい使い方や管理法を理解してもらうことは、除痛だけではなく、精神的ケアにもつながるものと言えます。

参考資料
1) がん疼痛治療のレシピ2007年版, 的場元弘監修, 東京, 春秋社, 2006, pp.86-108
2) 緩和医療薬学, 日本緩和医療薬学会編, 東京, 南江堂, 2013, pp.41-42
3) わかりやすい生物薬剤学第2版, 辻彰編, 東京, 廣川書店, 1999, pp.45-46

オピオイドの投与法

5 オピオイドスイッチングについて教えてください

1 オピオイドスイッチングとは

　『がん疼痛の薬物療法に関するガイドライン』では、「オピオイドの副作用により鎮痛効果を得るだけのオピオイドを投与できない時や、鎮痛効果が不十分な時に、投与中のオピオイドから他のオピオイドに変更することをいう」と定義されています[1]。

2 オピオイドスイッチングを実施するタイミング

- 副作用が強く、オピオイドの投与の継続や増量が困難な場合
- 鎮痛効果が不十分な場合

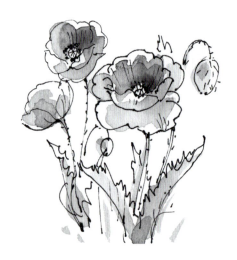

3 オピオイドスイッチング時の注意点

- オピオイドの力価に注意します。基本的には変更前と変更後のオピオイドの力価を同じにします。たとえば、経口モルヒネ60 mg≒経口オキシコドン40 mg[2] (Q3 26ページ参照)。しかし、先行オピオイドが高用量の場合は、20〜50％ずつ、複数回に分けて変更することが望まれます。
- ①オピオイドの換算比には様々な報告があり、完全には統一されていないこと、②各オピオイドによる鎮痛効果には個人差があること、などから目安と考え、オピオイドスイッチング後の鎮痛効果の変化をしっかりとモニタリングします。
- 明確な理由がない時は、オピオイドスイッチングを行いません。

参考資料

1) がん疼痛の薬物療法に関するガイドライン2014年版，日本緩和医療学会 緩和医療ガイドライン委員会編，東京，金原出版，2014，p.49
2) 緩和医療薬学，日本緩和医療薬学会編，東京，南江堂，2013，p.59

オピオイドの投与法

6 タイトレーションとは何ですか？

1 タイトレーション[1]

患者毎の最適なオピオイドの投与量を決定することです。

2 タイトレーションの考え方

痛みの強さは患者毎に異なります。たとえば、同じ種類・進行度の肺がんであったとしても、痛みの強さが違います。また、オピオイドに対する感受性（同じ量のオピオイドを服用した時の鎮痛効果の強さ）も患者毎に異なります。つまりは、痛みの強さ・オピオイドの感受性などが個人で異なるために、高血圧や高脂血症の治療薬のように、オピオイドの投与量を固定化することができません。

そこで、オピオイドを開始する時は、少量（モルヒネ10 mg/回を12時間毎など）から開始し[2]、患者の鎮痛効果を評価しつつ、投与量を増やしていき、除痛が得られる投与量を決定します。

3 タイトレーションの例

診断名：肺がん、Stage Ⅳ

痛みの強さ：NRS 5（安静時）、NRS 7（体動時）

状況：肺がんの診断がされた時点から、胸腹部の痛みを訴えていた。ロキソプロフェン60 mg/回（1日3回）を服用していたが除痛は得られず、主治医はがん性疼痛であると判断し、硫酸モルヒネを開始することにした。

モルヒネ開始日：NRS 5（安静時）、NRS 7（体動時）
- 硫酸モルヒネ徐放錠　10 mg/回（12時間毎）
- 塩酸モルヒネ内用液　5 mg/回（疼痛時）

モルヒネ開始3日目：NRS 3（安静時）、NRS 4（体動時）

除痛は得られているが、まだ痛みが残存している。眠気などの副作用なし
リハビリなどで体を動かす前に塩酸モルヒネ内用液を服用
- 硫酸モルヒネ徐放錠　20 mg/回（12時間毎）
- 塩酸モルヒネ内用液　5 mg/回（疼痛時）

モルヒネ開始5日目：NRS 0-1（安静時）、NRS 2（体動時）

患者から、痛みはほとんど気にならなくなったとの話があり、除痛が得られている。鎮痛効果は十分に得られたため、現在の投与量を継続する。痛みの増悪や副作用の出現があれば、モルヒネの投与量を再検討する（タイトレーションの完了）。

　*NRS：Numerical Rating Scale（数値評価スケール）の略称であり、患者に起きている痛みを数字で評価するための指標です。通常0～10の11段階で評価します[3]（巻末参考資料94ページ参照）。

参考資料
1) 緩和医療薬学，日本緩和医療薬学会編，東京，南江堂，2013，p.34
2) がん疼痛治療のレシピ2007年版，的場元弘監修，東京，春秋社，2006，pp.80-85
3) がん疼痛の薬物療法に関するガイドライン2014年版，日本緩和医療学会 緩和医療ガイドライン委員会編，東京，金原出版，2014，pp.32-36

オピオイドの投与法

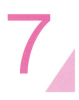 レスキューについて教えてください

1 レスキューとは？

　鎮痛薬使用の基本五原則の一つに、「時刻を決めて規則正しく」があります。オピオイドも同様であり、定時服用が基本です。しかし、定時服用のオピオイドだけでは抑えきれない単発的な強い痛み（突出痛）が出現することもあります。この突出痛を抑えるための速効性のオピオイドの投与をレスキューと呼びます。

2 レスキュー投与時の注意点

- レスキューのみで痛みをコントロールしようとしてはいけません。
- レスキューは定時投与と併用することが基本です。
- 定時投与のみでは、突出痛に対応できないため、強オピオイドの服用を開始した時には、レスキューも一緒に処方すべきです。

3 レスキューの投与量設定

速効性内服剤の場合[1,2]

- モルヒネ：1日投与量の1/6が目安です。
- オキシコドン：1日投与量の1/4が目安です。
- フェンタニル：モルヒネやオキシコドンと異なり、1日投与量を目安としたレスキューの投与量設定はありません。詳細は、イーフェン®バッカル錠とアブストラル®舌下錠の添付文書を確認してください。開始用量、増量法、上限、使用回数が定められています。

注射剤の場合

- 持続注射・持続皮下注射では1時間量を急速投与します。投与間隔は、10〜30分毎が目安となります[3]。

参考資料

1) がん疼痛治療のレシピ2007年版, 的場元弘監修, 東京, 春秋社, 2006, pp.78-79
2) 緩和医療薬学, 日本緩和医療薬学会編, 東京, 南江堂, 2013, pp.34-47
3) がん疼痛の薬物療法に関するガイドライン2014年版, 日本緩和医療学会 緩和医療ガイドライン委員会編, 東京, 金原出版, 2014, p169

オピオイドの投与法

8 PCAポンプによる投与について教えてください

1 PCAとは

　Patient Controlled Analgesiaの略称です。日本語では、患者自己管理鎮痛法や自己調節鎮痛法など様々な翻訳をされますが、その中身に違いはありません。

2 PCAポンプを利用したがん疼痛の緩和[1,2]

- モルヒネやフェンタニルなどの注射液を送液するための輸液ポンプ（PCAポンプ）を利用することで、自宅でもオピオイド注射薬の投与を継続できるようになります。
- がん疼痛のコントロールさえできれば自宅に帰れるのに、オピオイドを注射で投与していることが原因で退院できないという患者に、PCAポンプは適しています。

3 PCAポンプのメリット[1,2]

- PCAポンプは、簡単な操作で薬剤の投与流量やPCAドーズ*、ロックアウトタイム*などを設定することができます。すなわち、患者の痛みの強さに応じて細やかな投与設定ができます（詳細は「在宅でのPCAポンプの使用についてのQ&A」83ページ～を参照）。
- オピオイド注射薬の投与中に、レスキュー投与を医療者（医師・看護師）が担っている場合、患者は、強い痛みを感じても自分で対処することができません（医師・看護師に依頼する必要があります）。しかし、PCAポンプは、輸液ポンプに付いているボタンを患者が押すことで、レスキュー投与ができます。

　痛みを感じた時に、オピオイドを自分の判断ですぐに追加投与できるため、疼痛コントロールに対する患者の満足度が非常に高くなります。また、痛みに対する不安感も大きく軽減されます。

4 PCAポンプの使用を考慮すべき状況

- オピオイドの注射投与を継続しながら退院したい患者がいる時
- 内服・貼付剤では疼痛コントロールが難しい時、かつ、患者の意識がしっかりしており、患者自身でレスキュー投与の必要性を判断できる時

*PCAドーズ：1回のPCA操作で投与される薬液量
*ロックアウトタイム：ボタンを押して薬が投与された後、再度、薬が投与可能になる（ボタンに反応する）までの時間です。PCAポンプでは、一定時間が経つまではボタンを何回押しても薬が投与されない時間を設定することが可能であり、薬の過剰投与を防ぐ安全管理上の仕組みがあります。

参考資料
1) 石村博史：麻酔 55: 1128-1139, 2006
2) 緩和医療薬学, 日本緩和医療薬学会編, 東京, 南江堂, 2013, p.61

オピオイドの使用上の注意

妊婦、産婦、授乳婦への投与時の注意点を教えてください

1 妊婦

- 妊婦または妊娠している可能性のある婦人には、治療上の有益性が危険性を上回ると判断される場合にのみ投与することとなっています。
- 動物実験（マウス、ラット）において、モルヒネ製剤で催奇形作用、呼吸抑制等が報告されています。フェンタニル製剤で新生児の平均体重の減少、呼吸抑制、徐脈が報告されています。また、オキシコドン製剤では、新生児に呼吸抑制が報告されています[1]。
- オピオイド鎮痛薬を妊娠中に使用すると、胎児の低体重や早産、新生児薬物離脱症候群（neonatal abstinence syndrome：NAS）になるリスクが高まることが報告されています[2]。

2 産婦、授乳婦

授乳中の婦人には、オピオイド鎮痛薬（モルヒネ、オキシコドン、フェンタニル等）投与中は授乳を避けさせることとなっています。ヒトで母乳中へ移行することが報告されていますが、各オピオイド鎮痛薬で性質が異なっているため注意が必要です（**表**)[3]。

参考資料
1) 薬物治療コンサルテーション 妊娠と授乳，伊藤真也，村島温子編，東京，南山堂，2014，pp.303-304
2) Patrick SW et al: Pediatrics 135: 842-850, 2015
3) 母乳とくすりハンドブック改訂版 2013，大分県「母乳と薬剤」研究会編，2013，p.75

表　授乳婦へのオピオイド投与の注意[3]

一般名	添付文書	「母乳と薬剤」研究会		Lact Med Medications and Mothers' Milk, 14th (Hale)
モルヒネ塩酸塩水和物	禁授乳	△	乳汁移行の程度は低く、母乳を介した曝露は低いとされる。しかし、乳汁移行には個人差があり、乳児に傾眠や呼吸抑制が出ていないか観察が必要である。	L3 Probably Safe （乳児への有害作用がある又は、危険性の低い副作用が発現する可能性がある。）
オキシコドン塩酸塩	禁授乳	△	乳汁移行性は低いが、乳児のリスクは投与量に依存し、30mg/日を超える場合は授乳を回避する必要がある。乳汁移行には個人差があり、乳児に傾眠や呼吸抑制が出ていないか観察が必要である。	L3 Probably Safe （乳児への有害作用がある又は、危険性の低い副作用が発現する可能性がある。）
フェンタニルクエン酸塩	禁授乳	○	乳汁移行性は低く、経口での生体利用率が低いことから、母乳を介した影響はないとされている。静注直後（1時間）の授乳は回避することで曝露量を減らすことができる。貼付剤については、乳汁移行は少ないが、乳汁移行には個人差があり、乳児に傾眠や呼吸抑制が出ていないか観察が必要である。	L2 Safer （乳児への副作用の発現頻度増加は報告されていない。授乳婦への有害作用の可能性は低い。）

△：乳児に有害を及ぼす可能性があり、注意が必要である。
○：研究データは少ないが、授乳婦へのリスクは少ない。

オピオイドの使用上の注意

10 腎機能障害患者への投与時の注意点を教えてください

1 注意点

　オピオイドは、肝臓でほとんど代謝されますが、一部腎臓から排泄される薬剤もあるため、投与量を設定する際には注意が必要となります（**表**）[1,2]。

　欧州緩和ケア学会のガイドラインにおいては、糸球体濾過量（GFR）30〜89 mL/minの患者では、すべてのオピオイドに対して減量して使用することになっています。また、GFR 30 mL/min以下の患者では、第一選択薬として、フェンタニル注またはブプレノルフィン注を推奨しており、モルヒネは原則使用しないこととなっています。この際、貼付剤は推奨されていない点に注意する必要があります。また、オキシコドンは、臨床データが少ないためガイドラインなどでは推奨されていませんが、GFR 30 mL/min以下の患者に減量して投与することは、薬物動態的な観点からは可能と考えられます。

　さらに、オピオイドは分布容積が非常に大きいため、血液透析では除去されにくいとされています。特に、フェンタニルおよびメサドンはタンパク結合率も高く、透析前後の血中濃度変動はほとんどないと考えられるので、透析患者に使用しやすい薬剤です[3]。

　本邦のがん疼痛治療ガイドライン[4]でも同様に、モルヒネは推奨されておらず、オキシコドン、フェンタニル、メサドンは減量するなどして注意して使用すべきであるとしています。

2 薬剤別の注意点[2]

● **モルヒネ**

　腎機能障害時は、体内にM6Gが蓄積する傾向にあるため、モルヒネは使用しないほうが望ましいです。使用する場合は、GFRに応じた減量、または投与間隔の延長が必要です。

● **コデイン**

　コデインから生成されたモルヒネは、さらに代謝されM6Gに変換されます。したがって、モルヒネ同様に、使用しないほうが望ましいです。

● **オキシコドン**

　未変化体尿中排泄率は20%程度ですが、オキシコドンの排泄は腎不全患者で低下します。クレアチニン・クリアランス（CCr）が60 mL/min以下の患者では、正常腎機能患者よりオキシコドンおよびノルオキシコドンの血中濃度が高くなり、副作用の頻度が高まる可能性があります。したがって、腎機能障害時は、投与量を減量、または投与

表　腎機能障害時のオピオイドの推奨

オピオイド	オピオイドを開始する場合	オピオイド投与中に腎機能が悪化した場合
モルヒネ	使用しない（投与量に注意して使用可）	減量を念頭に置いて観察。他のオピオイドへの変更を検討
コデインリン酸塩	使用しない	減量を念頭に置いて観察。他のオピオイドへの変更を検討
オキシコドン	投与量を調節して注意して使用	過量にならないように注意。必要に応じて減量を検討
フェンタニル	投与量を調節して注意して使用	基本的に安全（必要に応じて減量）
メサドン	投与量を調節して注意して使用	基本的に安全（必要に応じて減量）
タペンタドール	投与量を調節して注意して使用	基本的に安全（必要に応じて減量）
ヒドロモルフォン	投与量を調節して注意して使用	過量にならないように注意。必要に応じて減量を検討

間隔を延長することが望ましいです。

● **フェンタニル**

　未変化体尿中排泄率は10％程度であることから、腎機能によってフェンタニルの血中濃度推移はほとんど影響を受けません。したがって、腎機能障害時も投与量調節は必要ないと考えられますが、呼吸抑制による死亡例もあるため、注意が必要です。

● **メサドン**

　未変化体尿中排泄率は10％以下であることから、腎機能によってメサドンの血中濃度推移はほとんど影響を受けません。したがって、腎機能障害時も投与量調節は必要ないと考えられますが、呼吸抑制、QT延長による死亡例も多数報告されているため、注意が必要です。

● **タペンタドール**

　中等度腎機能低下患者（CCr：30～50 mL/min）の場合、AUC、半減期ともに多少影響を受けるものの、タペンタドールの腎排泄はほとんどないことから、腎機能正常者と同じ投与量でよいと考えられます。しかし、新規薬剤であり、臨床データに乏しいため、投与時は必要に応じて減量するなど注意が必要です。

● **ヒドロモルフォン**

　腎機能正常者よりも、中等度腎機能障害患者（CCr：40～60 mL/min）ではAUCが2倍、重度腎機能障害患者（CCr：30 mL/min未満）では4倍高かったとの報告があるため、低用量から投与を開始するなど、患者の状態を観察しながら、慎重に投与します。

参考資料

1) 余宮きのみ：がん疼痛緩和の薬がわかる本 第2版，東京，医学書院，2016，pp.173-177
2) プロの手の内がわかる！がん疼痛の処方 さじ加減の極意，森田達也編，東京，南山堂，2016，pp.302-311
3) Q&Aでわかる がん疼痛緩和ケア，的場元弘ほか監，東京，じほう，2014，pp.281-283
4) がん疼痛の薬物療法に関するガイドライン 2014年版，日本緩和医療学会 緩和医療ガイドライン委員会編，東京，金原出版，2014，pp.56-57

オピオイドの使用上の注意

11 肝機能障害患者への投与時の注意点を教えてください

1 注意点[1,2]

　オピオイドは、主に肝臓で代謝され、体外へ排泄されます。したがって、その体内薬物動態は肝臓の状態により大きく変動し、投与量を設定する際には注意が必要となります。

　一般に、肝機能障害がある時は代謝能力が低下するため、オピオイドの作用が強く出る可能性があり、過量になることがあります。そのため、少量より開始し、増量間隔を長くします。しかし、肝臓は予備能力が高いため、AST（GOT）、ALT（GPT）値が高くても、代謝能力に大きな影響はありません。むしろ、肝血流量が低下すると、代謝に時間がかかり、血中濃度が上昇しやすくなります。

　つまり、オピオイド使用時は、AST、ALT値が高値であってもオピオイド投与量を減量するのではなく、肝血流を考慮した投与設計をする必要があります。肝血流が低下する状態は、門脈圧が亢進（肝硬変、肝がんの末期）、循環血流量の減少（心不全、脱水、腹水あり、胸水あり）などが考えられるので、これらに配慮する必要があります。

2 薬剤別の注意点[3]

● **モルヒネ**

　肝機能障害時には、モルヒネの代謝は低下し、モルヒネは蓄積されます。肝がん患者では、約4倍に血中モルヒネ濃度が上昇した報告もあり、導入時または増量時には注意が必要であり、投与量の減量、あるいは投与間隔を延長することが望まれます。

● **コデイン**

　肝機能障害時には、コデインの代謝が低下するため、モルヒネの生成量が低下し、鎮痛効果が低下することがあります。したがって、肝機能障害時はコデインは使用しないことが望まれます。

● **オキシコドン**

　肝機能障害時には、オキシコドンの最大血中濃度は40％、AUCは90％増加し、活性代謝物であるオキシモルフォンの血中濃度は低下します。末期の肝疾患では、消失半減期は延長することが示されています。したがって、肝機能障害時にオキシコドンを使用する場合は、投与量を減量、あるいは投与間隔を延長することが望まれます。

● **フェンタニル**

　肝機能障害時は、フェンタニルの半減期は延長することから、投与量を減量、あるいは投与間隔を延長することが望まれます。

● **メサドン**

　肝機能障害時は、メサドンの半減期は延長することから、投与量を減量、あるいは投与間隔を延長することが望まれます。しかし、初期の肝疾患、特にC型肝炎を伴う場合は、CYP3A4を刺激するため、メサドンの血中濃度が低下することがあり、投与量に注意が必要です。

● **タペンタドール**

　主に肝臓で代謝され、抱合代謝物として排泄されます。未変化体尿中排泄率は3％程度であり、活性代謝物はありません。

　中等度肝機能障害（Child Pugh score B相当）の場合、経口投与後で健常人と比較して血清中のタペンタドールのCmaxは2.5倍、AUCは4.2倍高値を示し、半減期は1.4倍延長します。このような患者の場合、1日1回25 mgから開始するなど少量より開始し、増量時には副作用の発現に注意する必要があります。タペンタドールを1日あたり100 mg以上使用する患者では特に注意すべきです。

参考資料

1) 余宮きのみ：がん疼痛緩和の薬がわかる本 第2版，東京，医学書院，2016，pp.178-180
2) Q&Aでわかる がん疼痛緩和ケア，的場元弘ほか監，東京，じほう，2014，pp.284-286
3) プロの手の内がわかる！がん疼痛の処方 さじ加減の極意，森田達也編，東京，南山堂，2016，pp.302-311

オピオイドの使用上の注意

12 呼吸困難患者への投与時の注意点を教えてください

1 がん患者と呼吸困難

　呼吸困難は、終末期がん患者において頻度が高く、難治性であることが多い症状の一つです。症状は主観的なものであり、低酸素血症で定義される呼吸不全とは必ずしも一致しないことが特徴です。

2 治療方針[1]

　まず呼吸困難を評価し、原因に応じた治療を選択します。低酸素血症でない場合、または酸素療法で呼吸困難の緩和が十分得られない場合には、モルヒネ全身投与を検討します（図）。

　モルヒネは、プラセボと比較してがん患者の呼吸困難を有意に緩和することが示されており[2,3]、投与が推奨されています。モルヒネ吸入療法は、有効性を示す根拠がないため行わないことが提案されています。

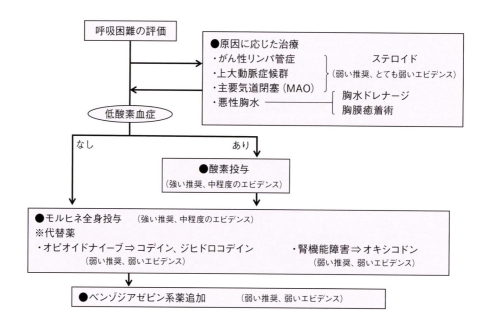

図　治療方針（推奨の概要）

（文献1より引用改変）

3 作用機序

モルヒネの呼吸困難に対する作用機序は十分解明されていません。呼吸困難の中枢神経系での知覚の低下、延髄呼吸中枢のCO_2に対する感受性の低下や呼吸リズムを抑制し、呼吸数を減少させることによる呼吸仕事量の軽減、有効な深呼吸の確保、抗不安効果などが関与しているとされています。

4 注意点[3,4]

モルヒネは、少量から開始、またはすでに定時投与している場合はレスキュー・ドーズ（Q7 34ページ参照）を使用して効果を確認、至適用量を決定します。25％程度増量しても症状が十分に緩和されなければ、ベンゾジアゼピン系抗不安薬の追加併用を検討します。

全身状態や呼吸状態の悪い患者では、意識状態の変化や呼吸抑制について慎重に観察を行うことが必要です。

5 モルヒネ以外のオピオイド[1]

- オピオイドナイーブ（オピオイド未使用）の症例で、モルヒネ全身投与がためらわれる場合は、コデイン、ジヒドロコデインを代替薬として開始します。
- オキシコドンは、根拠は乏しいものの呼吸困難に対し有効である可能性が示唆されており、腎機能障害などでモルヒネ使用が困難な場合は、代替薬として使用することが提案されています。一方、フェンタニルは有効性が示されておらず、使用しないことが提案されています。

参考資料

1) がん患者の呼吸器症状の緩和に関するガイドライン2016年版、日本緩和医療学会 緩和医療ガイドライン委員会編、東京、金原出版、2016
2) Mazzocato C et al: Ann Oncol 10: 1511-1514, 1999
3) Bruera E et al: Ann Intern Med 119: 906-907, 1993
4) 緩和医療薬学、日本緩和医療薬学会編、東京、南江堂、2013、p.105

オピオイドの使用上の注意

13 禁忌症およびその他の注意すべき疾患について教えてください

1 禁忌症について

　オピオイドを投与する際は、重篤な呼吸抑制のある患者、気管支喘息発作中の患者、重篤な肝障害のある患者、麻痺性イレウスの患者、本剤に過敏症の患者などに注意する必要があり、オピオイド毎に禁忌症が異なるため、その点を把握して投与する必要があります[1]。

2 注意すべき疾患について

- 肝・腎機能障害、透析患者へのオピオイドの使用については、十分な注意が必要です（Q10、11参照）。
- 慢性疼痛は、侵害受容性、神経障害性、心因性に分類され、痛みの原因が明らかな患者にオピオイドが使用されます。しかし、心因性の痛みに対して、オピオイド治療は避けるべきです。精神疾患の存在は、オピオイドの乱用・依存のリスクとなりうる可能性があります[2]。
- 直腸がんなどによる会陰部の痛みについては、十分な痛みの評価を行い、NSAIDs、オピオイドを併用し疼痛治療を行います（強い推奨）。オピオイドの増量で効果が認められない場合は、漫然と投与するのではなく、必要に応じて、鎮痛補助薬の投与、神経ブロックによる治療を検討する必要があります（弱い推奨）[3]。
- 疼痛コントロールをするために、オピオイドを投与し用量調節しているにもかかわらず、十分な鎮痛が得られないことがあります。がんの痛みには様々な痛みが混在していることがあり、オピオイドに反応しにくい痛みが存在します。そのため、神経障害性疼痛、骨転移痛、筋攣縮痛などの有無を評価し、薬剤を選択する必要があります[4]。

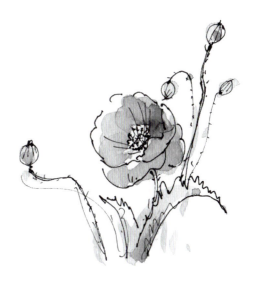

| 参考資料

1) この患者・この症例にいちばん適切な薬剤がえらべる 同効薬比較ガイド1，黒山政一ほか編，東京，じほう，2014，pp.136-139
2) 慢性疼痛疾患 診断と治療のABC，田口敏彦編，大阪，最新医学社，2016，pp.88-89
3) がん疼痛の薬物療法に関するガイドライン2014年版，日本緩和医療学会 緩和医療ガイドライン委員会編，東京，金原出版，2014，pp.248-252
4) 医療用麻薬適正使用ガイダンス，医療用麻薬適正使用ガイダンス作成検討会委員編，東京，厚生労働省医薬・生活衛生局監視指導・麻薬対策課，2017，pp.54-58

オピオイドの使用上の注意

14 小児への投与時の注意点を教えてください

1 使用上の注意

　オピオイド（モルヒネ、フェンタニル）の添付文書には、「使用上の注意」の「小児への投与」の項に「新生児、乳児では低用量から投与を開始するなど患者の状態を観察しながら、慎重に投与すること」と記載されています。新生児、乳児は呼吸抑制の感受性が高く、十分な注意が必要です。

2 疼痛コントロール方法

　小児においても、術後疼痛や病態に起因した持続性の痛みに対し、オピオイド鎮痛薬が必要となることがあります。持続性の痛みに対する治療はWHOのガイドライン[1]に記されており、以下の4つがキーコンセプトとされています。

①二段階戦略の薬物療法
　第一段階としてアセトアミノフェンもしくはイブプロフェンを選択、不十分な場合は、強オピオイドを用います。小児では弱オピオイドの段階がありません。強オピオイドの第一選択薬はモルヒネが推奨されます。

②定期的な用法で
　成人同様、定期投与による管理を原則とします。

③適切な投与経路で
　経口投与が望ましいとされています。しかし、小児は薬剤が飲めないこともあります。生活リズムも配慮し、簡単、効果的かつ苦痛の少ない投与経路の選択が必要です。

④個々に合わせた治療法で
　小児は発達段階にあり、年齢による代謝や排泄能の変化が大きいことが特徴として挙げられます[2]。効果と副作用のバランスを評価し、個々にとっての最適量を定める必要があります。

3 疼痛評価

　小児では、段階的な苦痛を感じている顔の表情によって表現するFaces Pain Scale（FPS）が疼痛評価方法として頻用されています（巻末参考資料 94ページ参照）。FPSは、3歳以上の小児の痛みの評価において有用性が報告されている一方で、痛み以外の気分を反映する可能性や、痛みを詳細に評価できない可能性も指摘されています[3]。

　評価が困難な場合、20項目からなる行動の観察により評価を行うPaediatric pain profile（PPP）[4]が用いられることもあります。

参考資料
1) WHOガイドライン 病態に起因した小児の持続性の痛みの薬による治療，武田文和監訳，東京，金原出版，2013
2) Berde CB, Sethna NF: N Engl J Med 347: 1094-1103, 2002
3) がん疼痛の薬物療法に関するガイドライン 2014年版，日本緩和医療学会 緩和医療ガイドライン委員会編，東京，金原出版，2014
4) Hunt A et al: Dev Med Child Neurol 46: 9-18, 2004

オピオイドの使用上の注意

15 高齢者への投与時の注意点を教えてください

1 高齢者の薬物動態とオピオイドの選択[1]

　高齢者では肝機能や腎機能が低下していることが多く見られます。オピオイドの投与は、低用量から投与を開始するなど、患者の状態を観察しながら慎重に投与することが必要となります。以下に、加齢が薬物動態に影響を与える因子について、吸収、分布、代謝、排泄に分けて示します。

①吸収
　消化管機能は加齢により低下しますが、加齢による薬物吸収への影響は少ないと考えられています[2]。

②分布
　総水分量が減少し、相対的に脂肪量の増加が見られます。水溶性薬物では、分布容積の減少に伴い血中濃度が上昇する一方、脂溶性薬物では、脂肪組織に蓄積しやすくなります。

　また、高齢のがん患者では、血清アルブミンの低下により薬物のタンパク結合量が減少し、遊離型薬物濃度が上昇することがあります。フェンタニルは、脂溶性が高くタンパク結合率が高いことが特徴として挙げられます。皮膚の状態、体温の変化、栄養状態に大きく左右される危険性があるため、注意が必要です。

③代謝
　肝血流量、肝細胞機能、肝酵素活性の低下により薬物代謝は低下します。オキシコドンは、主として肝臓のチトクロームP450により代謝されます。多剤を併用している高齢者では、薬物相互作用に注意が必要です。

④排泄
　加齢に伴い腎血流量は低下し、腎排泄型の薬物では血中濃度が上昇します。モルヒネは腎排泄型の薬物であり、代謝産物の排泄率の低下を考慮に入れた投与量の検討が必要です。

2 高齢者の薬剤管理について

　認知機能や視力、聴力の低下によりコンプライアンスが低下する傾向があります。オピオイドは定時投与が基本となるため、コンプライアンス遵守が必要な薬剤です。患者自身の生活スタイルに適した薬剤の選択、また、介護者の負担とならない薬剤を選択するなどの工夫が必要です。

参考資料

1) オピオイド，並木昭義，表圭一編，東京，克誠堂出版，2005，pp.168-175
2) 加藤隆一：臨床薬物動態学，東京，南江堂，1992，pp.146-148

> オピオイドの副作用

16 嘔気・嘔吐への対応・治療法を教えてください

1 機序[1,2]

- 嘔気は、嘔吐の前兆であり、嘔吐は、胃の内容物が口から吐き出される症状です。
- オピオイドは、延髄第四脳室底にあるCTZに豊富に発現しているμ受容体を刺激し、その結果としてドパミンが遊離してCTZのドパミンD_2受容体を刺激し、その刺激が嘔吐中枢に伝わり嘔吐を引き起こします。
- また、内耳の前庭器のμ受容体を刺激することで、ヒスタミン遊離が起こり、これがCTZや嘔吐中枢を刺激します。
- さらに、消化管に対しては、運動性を低下させるので、内容物が滞留することで胃内圧が上昇し、その刺激が求心性神経を介してCTZや嘔吐中枢を刺激して嘔吐を惹起します。

2 頻度、発症時期

- 嘔気・嘔吐は、オピオイドの投与初期、あるいは増量時に起きることが多いとされています[1]。
- 通常、投与の数日から2週間以内には耐性を生じて、症状は治まってくるとされています[3]。
- 横臥位の患者では、治療量のモルヒネによる嘔気・嘔吐はまれですが、歩行可能な患者の40％以上に嘔気が、15％に嘔吐が起こるとされています[4]。同様に、入院患者より外来患者のほうが嘔気・嘔吐を訴える頻度が高いとされています[3]。このことはすなわち、前庭器に対する作用が促進的に働いている証拠でもあります。

3 対応と治療法[1,3]

- 制吐薬に頼るのではなく、吐き気が起こりにくい生活を心掛けます。たとえば、消化のよい食べ物を取り、刺激、においの強い食べ物は避けるようにします。気分転換、リラックス、冷水でうがいなどをするのもよいでしょう。
- オピオイドのTmaxと食事時間をずらすように配慮、あるいは指導します。
- オピオイドの開始と同時に制吐薬を投与すると、患者のアドヒアランスの悪化を防ぐことができるかもしれません。
- 体動時に吐き気を催す場合は、前庭器の興奮によると考えられるため、トラベルミ

ン®配合錠で対処できるかもしれません。
- **第一選択制吐薬**：ドパミン受容体拮抗薬（ハロペリドール、プロクロルペラジンなど）、消化管運動亢進薬（メトクロプラミド、ドンペリドンなど）、抗ヒスタミン薬（ジフェンヒドラミン／ジプロフィリン、クロルフェニラミン、ヒドロキシジンなど）
- **第二選択制吐薬**：非定型抗精神病薬（オランザピン、リスペリドン）、フェノチアジン系抗精神病薬（クロルプロマジンなど）、セロトニン拮抗薬（オンダンセトロン、グラニセトロンなど）
- その他、ノルアドレナリン・セロトニン作動性抗うつ薬のミルタザピンは、同時に5-HT$_2$と5-HT$_3$受容体を阻害するため、制吐作用を示します。不安、食欲不振のある患者に奏効するとの報告があります[5]。
- 緩和ケアで用いられる制吐薬を**表**[1,6]にまとめて示します。
- それでも効果がない時は、オピオイドスイッチング、投与経路の変更（経口から非経口）を試みます。

表　緩和ケアに用いられる制吐薬

	分類	主な作用部位	一般名	商品名	備考
第一選択薬	ドパミン受容体拮抗薬	CTZ	プロクロルペラジン	ノバミン	錐体外路障害 眠気
			ハロペリドール	セレネース	
	消化管運動亢進薬	消化管	メトクロプラミド	プリンペラン	【配合禁忌】アルカリ性注射剤
			ドンペリドン	ナウゼリン	プロラクチン分泌亢進
	抗ヒスタミン薬	前庭器	ジフェンヒドラミン／ジプロフィリン	トラベルミン	【禁忌】緑内障 眠気
			クロルフェニラミンマレイン酸塩	ポララミン	
			ヒドロキシジン	アタラックス	抗不安薬である
第二選択薬	非定型抗精神病薬	CTZ、嘔吐中枢など	オランザピン	ジプレキサ	【禁忌】糖尿病 眠気
			リスペリドン	リスパダール	眠気
	定型抗精神病薬	CTZ	クロルプロマジン	ウインタミン	錐体外路障害 眠気
	セロトニン拮抗薬	消化管	オンダンセトロン	ゾフラン	遮光保存
			グラニセトロン	カイトリル	【配合不可】フロセミド注、ジアゼパム注との配合で沈殿
			ラモセトロン	ナゼア	【配合禁忌】D-マンニトール、ルネトロン注、ラシックス注
その他	ノルアドレナリン・セロトニン作動性抗うつ薬	中枢および末梢	ミルタザピン	リフレックス レメロン	抗うつ薬である 【禁忌】MAO阻害薬

（文献1、6を引用改変）

参考資料

1) がん疼痛の薬物療法に関するガイドライン2014年版, 日本緩和医療学会 緩和医療ガイドライン委員会編, 東京, 金原出版, 2014, pp.57-59
2) オピオイド, 並木昭義, 表圭一編, 東京, 克誠堂出版, 2005, pp.35-36
3) モルヒネによるがん疼痛緩和, 国立がんセンター中央病院薬剤部編著, 東京, ミクス, 1997, pp.110-113
4) グッドマン・ギルマン薬理書 第12版, 高折修二ほか監訳, 東京, 廣川書店, 2013, pp.601-663
5) Kim SW et al: Psychiatory Clin Neurosci 62: 75-83, 2008
6) 森田達也：緩和治療薬の考え方, 使い方, 東京, 中外医学社, 2014, pp.112-128

オピオイドの副作用

17 便秘への対応・治療法を教えてください

1 機序[1,2)]

　オピオイドは、中枢や消化管に分布するμおよびδ受容体に作用して、腸管に分布する交感神経の緊張を介して腸管分泌を抑制するとともに、大腸の蠕動運動が低下することで脱水が進み、腸内容物の固化と腸内通過の遅延をもたらします。また、内肛門括約筋などの括約筋の緊張亢進により排便困難を招きます。

　抗コリン薬や抗ヒスタミン薬の併用により、麻痺性イレウスなどの重篤な便秘症を招くおそれがあります[3)]。

2 頻度・発症時期

　モルヒネやオキシコドンによる便秘はほぼ必発とされています。したがって、投与と同時に予防的に下剤を投与するのがよいでしょう[1)]。

3 対応と治療法

　排便は患者により様々なので、毎日の食事の内容に留意（繊維質の多いものや水分摂取）し、排便状況を記録することによって排便が容易になったり、下剤の量を減らすことができます。

　また、フェンタニルに変更することで、便秘の程度を軽減することができます[4)]。

　下剤は大きく分けて浸透圧性下剤、大腸刺激性下剤があります。また、浣腸薬（経直腸薬）、漢方薬などが用いられますが、基本的には、固めの便には浸透圧性下剤を投与し、不足なようであれば、大腸刺激性下剤や漢方薬を追加するとよいでしょう。近年、末梢性μ受容体拮抗性の瀉下薬も上市されています（**表**）[5-8)]。

54

表　オピオイドによる便秘の治療薬

分類	一般名（商品名）	作用機序	効果発現時間	備考
浸透圧性下剤				
	酸化マグネシウム	腸管内水分移行 軟化作用	8〜10時間	腎障害患者で高Mg血症のおそれ
	ラクツロース	腸管内水分移行 蠕動亢進	1〜2日	【禁忌】ガラクトース血症
大腸刺激性下剤				
	センノシド（プルゼニド）	大腸の蠕動運動を亢進	8〜10時間	連用で耐性
	ピコスルファート・ナトリウム（ラキソベロン）	腸管運動亢進、水分吸収阻害作用	6〜12時間	
	ビサコジル（テレミンソフト）（坐薬）	結腸・直腸粘膜に作用して蠕動運動、排便反射を亢進	15〜60分	妊婦、授乳婦には注意
その他				
	グリセリン（浣腸）	糞便を軟化、潤滑化	直後	高齢者に注意
	レシカルボン（坐薬）	腸内でCO_2を発生して蠕動運動、排便反応を促す	20分程度	
	ルビプロストン[7]（アミティーザ）	Cl-チャネルアクチベータ（小腸管内水分移行）	約13時間	妊婦、授乳婦は避ける
	ナルデメジン[8]（スインプロイク）	末梢性μオピオイド受容体拮抗作用	3〜8時間	【禁忌】消化管閉塞症 オピオイド離脱症状のおそれ
大黄含有漢方薬				
	大黄甘草湯 大柴胡湯 大黄湯	大黄成分センノシド類が、腸内細菌によってレインアンスロンに代謝されて大腸を刺激する	8〜12時間	モルヒネ大量投与による重篤な便秘には不適

（文献5〜8を引用改変）

参考資料

1) 緩和医療における服薬指導Q&A，片山志郎編，大阪，医薬ジャーナル社，2010，pp.98-100
2) グッドマン・ギルマン薬理書 第12版，高折修二ほか監訳，東京，廣川書店，2013，pp.601-663
3) がん疼痛の薬物療法に関するガイドライン2014年版，日本緩和医療学会 緩和医療ガイドライン委員会編，東京，金原出版，2014，p.163
4) 堀川恒樹，大井一弥：医薬ジャーナル 41: 2510-2517, 2005
5) 森田達也：緩和治療薬の考え方，使い方，東京，中外医学社，2014，pp.151-156
6) がん疼痛の薬物療法に関するガイドライン2014年版，日本緩和医療学会 緩和医療ガイドライン委員会編，東京，金原出版，2014，p.59
7) アミティーザ®カプセル インタビューフォーム
8) スインプロイク®錠 インタビューフォーム

オピオイドの副作用

18 眠気・傾眠への対応・治療法を教えてください

1 機序

まず、眠気を生じている原因を明らかにしなければなりません。がんなどの疼痛緩和治療には、オピオイドだけでなく、抗不安薬、抗うつ薬などの鎮痛補助薬や制吐薬が投与されている可能性があります。また、高カルシウム血症、低ナトリウム血症などの電解質異常や病因によって眠気が出ることも考慮して、最適の治療を行わねばなりません。

オピオイドの副作用としての傾眠は、モルヒネでよく見られます。モルヒネのグルクロン酸抱合体M6Gによると考えられています[1]。

2 頻度・発症時期

投与開始時期、増量時によく見られます（発症頻度約30％）。この症状は耐性になるのも早いため（2〜5日）、自然に消失していくことも多いです[1]。傾眠傾向が長引くようであれば、併用薬や病気の進行に留意する必要があります。

3 対応と治療法

痛みがなければ減量します。モルヒネで痛みが取れないけれども増量が困難な場合は、オキシコドンかフェンタニルへ、オピオイドスイッチングします。

倦怠感の軽減に、糖質コルチコイドや精神刺激薬ペモリンを用いて効果的であったとの報告があります[2]。

参考資料
1) がん疼痛の薬物療法に関するガイドライン 2014年版, 日本緩和医療学会 緩和医療ガイドライン委員会編, 東京, 金原出版, 2014, p.60
2) 森田達也：緩和治療薬の考え方, 使い方, 東京, 中外医学社, 2014, pp.157-171

19 皮膚掻痒感への対応・治療法を教えてください

1 機序

オピオイドによる皮膚掻痒は、オピオイド受容体を介するものと、オピオイド受容体に依存しないヒスタミン遊離作用によって起こるものがあるようです[1]。

2 頻度・発症時期

発現頻度は低いですが、投与期間中に見られます。モルヒネの硬膜外投与では高い頻度で発症するとされていますが、報告者によってばらつきが大きくなっています[2]。

3 対応と治療法

まず、患者の皮膚が乾燥していないか、皮膚のケアの状態を確認して、必要なら刺激性のないハンドクリームなどを塗ります。

抗ヒスタミン薬で対処しますが、無効なケースも多くあります。その場合は、オピオイドスイッチングを試みます。モルヒネからオキシコドン、ブプレノルフィン、ブトルファノールに変更してみます。

モルヒネの硬膜外投与による掻痒感には、プロポフォールの静注が奏効したとの報告があります[2,3]。

さらに、オピオイドκ受容体作動薬のナルフラフィンで痒みを抑制することができますが、これによるオピオイド様の他の副作用に留意すべきでしょう[4]。

参考資料

1) グッドマン・ギルマン薬理書 第12版, 高折修二ほか監訳, 東京, 廣川書店, 2013, pp.601-663
2) モルヒネによるがん疼痛緩和, 国立がんセンター中央病院薬剤部編著, 東京, ミクス, 1997, pp.116-119
3) Borgeat A et al: Anesthesiology 76: 510-512, 1992
4) 新田一功, 邊見智: 医薬ジャーナル 46(S-1): 288-294, 2010

オピオイドの副作用

20 せん妄・錯乱・幻覚への対応・治療法を教えてください

1 機序

オピオイドによるせん妄などの認知機能障害は、中脳辺縁のドパミン神経系の興奮によると考えられますが[1]、がん患者では、様々な要因で発症することがあります。また、オピオイド以外の薬剤による場合もあるため、原因を見極める必要があります[2]。

2 頻度・発症時期

モルヒネの過量投与や増量時に、1〜3％程度に錯乱、せん妄、幻覚などが、特に高齢者や脳腫瘍患者に見られることがあります[3]。

3 対応と治療法

オピオイドの投与時期でない時に発症した場合は、他の病因（中枢神経系の病変、電解質異常、感染症、肝・腎機能障害、低酸素症、がん末期）や他剤（ベンゾジアゼピン系薬剤、抗コリン薬、抗菌薬、降圧薬、H_2遮断薬など）の影響の可能性を考慮しなければなりません[2,3]。

除痛が得られていれば、オピオイドを30〜50％減量してみます。除痛が不完全な場合は、NSAIDsや鎮痛補助薬を併用しながら減量していきます。また、ハロペリドールを少量から、幻覚・錯乱が消失するまで増量します。ハロペリドールの錐体外路症状には抗パーキンソン薬を用います[4]。

その他、非経口投与への変更や、オピオイドスイッチングが効果的です。

参考資料
1) Narita M et al: Neuroscience 125: 545-551, 2004
2) がん疼痛の薬物療法に関するガイドライン2014年版, 日本緩和医療学会 緩和医療ガイドライン委員会編, 東京, 金原出版, 2014, p.60
3) 堀川恒樹, 大井一弥：医薬ジャーナル 41: 2510-2517, 2005
4) モルヒネによるがん疼痛緩和, 国立がんセンター中央病院薬剤部編著, 東京, ミクス, 1997, pp.126-127

21 呼吸抑制への対応・治療法を教えてください

1 機序

　オピオイドによる呼吸抑制は、延髄の呼吸中枢のμ受容体への直接作用により、二酸化炭素に対する反応性が低下、呼吸数の減少など呼吸活性全般が抑制されます。したがって、過量投与では、呼吸停止に至ります。

　重度の呼吸抑制や気管支喘息の患者には、禁忌か慎重投与となっています。また、モルヒネを用いている間に腎機能が低下した場合、M6Gの蓄積による呼吸抑制が現れることがあります[1,2]。

2 頻度・発症時期

　通常の鎮痛用量では、呼吸抑制の頻度は低いです（1～2％）。前段階として、過度の傾眠が現れます。

3 対応と治療法

　除痛が得られていれば、オピオイドを減量します。

　舌根沈下が認められたら、気道確保を最優先とします。動脈血酸素分圧（PaO_2）が低下している場合は、酸素吸入を行い、上昇していれば、オピオイド拮抗薬のナロキソンの投与を行います[1,3]。

参考資料

1) モルヒネによるがん疼痛緩和，国立がんセンター中央病院薬剤部編著，東京，ミクス，1997, pp.122-124
2) がん疼痛の薬物療法に関するガイドライン2014年版，日本緩和医療学会 緩和医療ガイドライン委員会編，東京，金原出版，2014, pp.60-61
3) 平賀一陽：最新医学 45: 1616-1617, 1990

オピオイドの副作用

22 排尿障害への対応・治療法を教えてください

1 機序

中枢および末梢のオピオイドμまたはδ受容体刺激の結果、排尿反射が抑制され、括約筋や排尿筋の緊張が増強し、膀胱容量が増大するため、排尿困難となります。モルヒネによる排尿困難は、尿意を催してから排尿までの時間が延長する排尿遅延です[1]。

2 頻度・発症時期

経口投与で1〜3%、くも膜下や硬膜外腔投与では20〜70%と頻度が高くなります[2]。

3 対応と治療法

経口投与の際に見られる排尿障害の程度は軽く、治療を要することは少ないです。耐性もできやすいとされています。しかし、前立腺肥大のある患者では、急性の尿閉を起こすおそれがあります[1]。脊髄投与した際には、導尿の必要があるケースも見られます[3]。
治療には、排尿筋を収縮させるコリン作動薬、括約筋を弛緩させる交感神経α1受容体遮断薬が用いられることがあります[4]。

参考資料
1) モルヒネによるがん疼痛緩和, 国立がんセンター中央病院薬剤部編著, 東京, ミクス, 1997, pp.115-116
2) 加賀谷肇：薬局 56: 1431-1437, 2005
3) グッドマン・ギルマン薬理書 第12版, 高折修二ほか監訳, 東京, 廣川書店, 2013, pp.601-663
4) がん疼痛の薬物療法に関するガイドライン 2014年版, 日本緩和医療学会 緩和医療ガイドライン委員会編, 東京, 金原出版, 2014, p.62

23 口渇への対応・治療法を教えてください

1 機序

オピオイドは、外分泌抑制作用を有するため、唾液分泌も低下します。がん患者では、様々な要因（化学療法、放射線療法、その他の薬物、脱水など）で口内乾燥状態となっていると考えられます。患者にとっては大変不快な症状であるため、対処が必要です[1]。

2 頻度・発症時期

投与期間中に起こる軽度な副作用と見なされることがあるため、明確な頻度としては表されていませんが、口の渇きはかなりの患者で見られていると考えられます[2]。

3 対応と治療法

まず、原因を確かめます。オピオイドの減量ができるかどうかを検討します。抗コリン作用のある併用薬がある場合は、中止・減量を検討します。

食事を頻回に分けて取る、水分補給をこまめにする、果物、酸味のある食べ物を取る、キシリトールガムを噛む、唾液腺マッサージを行う、人工唾液や口腔内保湿剤を用いる[1]、などが考えられます。

参考資料

1) がん疼痛の薬物療法に関するガイドライン 2014 年版, 日本緩和医療学会 緩和医療ガイドライン委員会編, 東京, 金原出版, 2014, p.61
2) 恒藤暁, 柏木哲夫：臨床と薬物治療 11: 46, 1990

オピオイドの副作用

24 発汗への対応・治療法を教えてください

1 機序

オピオイドのコリン作動性作用とヒスタミン遊離作用などによると考えられていますが、詳細は不明とされています。遊離したヒスタミンにより末梢血管が拡張して発汗するものと考えられます[1]。

2 頻度

モルヒネ使用中の異常な発汗は、約30％に見られるとの報告があります[1]。

3 対応と治療法

オピオイドによる発汗は、使用を中止するほどのことではありませんが、患者にとっては不快な症状です。また、多くの場合、発熱を伴うので、その原因を突き止めて、適切に処置することが肝要です。

参考資料
1) 恒藤暁, 柏木哲夫：最新医学 45: 2398-2399, 1990

25 ミオクローヌスへの対応・治療法を教えてください

1 機序

　ミオクローヌスとは、手足などの筋肉がピクッと素早く収縮する一種の不随意運動です。高濃度で長期のモルヒネ投与中、就寝中に起こって目が覚めてしまうことがあります[1]。モルヒネの神経毒性を有する代謝物によると考えられています[2]。

2 頻度

　頻度や発症時期についての報告は見当たりません。
　抗うつ薬、抗精神病薬、制吐薬、NSAIDsなどを併用している患者で、症状増強が見られます[1]。

3 対応と治療法

　原因の可能性のある併用薬を中止するか、中止が困難な場合は、クロナゼパム、ミダゾラムが奏効する場合があります。オピオイドスイッチングも検討すべきでしょう[2]。

参考資料

1) 斎藤寛子：薬局 61: 3131-3137, 2010
2) がん疼痛の薬物療法に関するガイドライン 2014年版, 日本緩和医療学会 緩和医療ガイドライン委員会編, 東京, 金原出版, 2014, p.62

オピオイドの副作用

26 オピオイドの急性中毒への対応・治療法を教えてください

1 機序

　臨床での過量投与、事故や自殺行為による過剰摂取後、昏迷・昏睡状態から無呼吸、チアノーゼに至ります。瞳孔は縮小します。この昏睡・呼吸抑制・縮瞳がオピオイド中毒の三徴とされます。しかし、低酸素症状態では瞳孔は散大します[1]。

2 対応と治療法

　まず、気道を確保し、換気を行います。ナロキソンなどのオピオイド拮抗薬は、呼吸抑制などの急性症状を劇的に改善します。ただし、拮抗薬に感受性の高い患者やオピオイド依存症の患者では、禁断症状に注意が必要です。

　通常、症状を観察しながら拮抗薬を持続注入し、少量ずつ増量します。メサドンやペンタゾシンなどの過量による中毒は持続するため、拮抗薬を大量、かつ長期間投与を継続する必要があるかもしれません[1]。

参考資料

1) グッドマン・ギルマン薬理書 第12版, 高折修二ほか監訳, 東京, 廣川書店, 2013, pp.656-658

27 オピオイドの慢性中毒への対応・治療法を教えてください

1 機序

　オピオイドを長期間摂取することで起きる精神依存、身体依存、そして中断することによって起こる禁断症状（退薬症候）をまとめて慢性中毒といいます。鎮痛目的でオピオイドを使用している場合は、精神依存は起きにくいとされます。多くは麻薬の乱用によるものです[1]。

2 頻度

　麻薬中毒患者の約25％は鎮痛目的でオピオイドを使用した経験のある患者であり、特に、慢性痛の患者では依存症に陥りやすいとの報告が見られます[2]。

3 対応と治療法

　痛みが軽減してきた場合、オピオイドの減量を考慮することになりますが、鎮痛効果と副作用を観察しつつ、減量します。急激な減量では、退薬症候（頻脈、頻呼吸、異常発汗、嘔気、イライラ、腹痛、下痢など）が現れることがありますが、それまでの投与量の4分の1程度まで減量しても退薬症候は出ないとされています。しかし、患者の不安も考慮して、3週間以上かけて漸減し、中止に持っていくとよいでしょう[3]。

　また、乱用犯罪患者のオピオイド慢性中毒からの離脱のためには、メサドンなどによるオピオイド置換療法プログラム[4]があるので、参照されるとよいでしょう。

参考資料

1) オピオイド，並木昭義，表圭一編，東京，克誠堂出版，2005, pp.150-151
2) Schofferman J: J Pain Symptom Manage 8: 279-288, 1993
3) モルヒネによるがん疼痛緩和，国立がんセンター中央病院薬剤部編著，東京，ミクス，1997, pp.98-100
4) Egli N ほか: 薬物依存者の犯罪に対する薬物置換療法 プログラムの効果，原田隆之訳，キャンベル共同計画，2009 (http://crimrc.ryukoku.ac.jp/campbell/library/pdf/crimejustice/10_r.pdf)

服薬指導の実際（知っておくと便利な知識）

28 オピオイドが投与されるのは「末期だから」という誤解を払拭したい

- たとえば、10年以上前のがん治療は、手術や抗がん薬による化学療法を行い、回復の見込みがなくなってから、安らかに最期を迎えていただくために痛みをとることを目的にオピオイドを使い始めたため、オピオイドに対する負のイメージ、誤解を生んでいました。

  しかし、近年のWHOや厚労省の指針では、治療の初期から痛みを感じさせないことで、患者のQOLを高め、治療意欲を増すことにより、治療効果を上げることに力を注ぐようになりました（**図**）[1]。

- 以前は、オピオイドの選択肢が少なく、モルヒネを使うことが多かったことも、「麻薬」という負のイメージに繋がりました。

- 昔の医療者は、モルヒネの鎮痛効果より、呼吸抑制作用のため"死期を早めるのではないか"、という観念が働いていたようですが、近年は、オピオイドの鎮痛閾値は呼吸抑制閾値の10分の1以下であることがわかっており、よほどの過量投与でない限り呼吸抑制は現れません[2]。

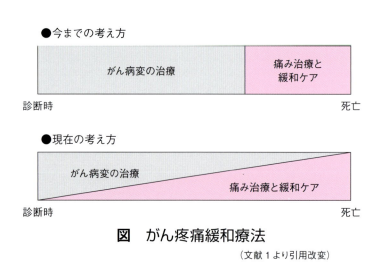

図　がん疼痛緩和療法
（文献1より引用改変）

参考資料
1) がんの痛みからの解放：WHO方式がん疼痛治療法 第2版，武田文和訳，東京，金原出版，2000
2) オピオイド治療―課題と新潮流，鎮痛薬・オピオイドペプチド研究会編，東京，エルゼビア・サイエンス ミクス，2001，pp.25-34

29 麻薬中毒にならないのですか？

- オピオイドは、快楽をもたらすために乱用、常習すると、精神依存や身体依存、いわゆる中毒に陥ります。そのため、「麻薬及び向精神薬取締法」で使用法や管理法が厳しく取り締まられているのです。

- しかし、疼痛緩和を目的に、医師の処方に従って服用あるいは投与すれば、依存性を形成することはありません。すなわち麻薬中毒にはなりません。

- 近年は、痛みを除去するため、積極的に医療用麻薬を使用するようになり、最近10年間の日本における医療用麻薬のモルヒネ換算量は約10倍に増加していますが、麻薬中毒患者が増えたというデータはありません。

- 近年は、モルヒネの使用量は減って、フェンタニルやオキシコドンの使用量が増加してきています。

服薬指導の実際（知っておくと便利な知識）

30 痛みがなくなったら服用しなくてよいですか？

- 痛みがなくなったということで、オピオイド鎮痛薬を自己判断で止めないことが必要です。

    急に止めると、汗が出たり、下痢をするなどの退薬症候（いわゆる禁断症状）が出ます。特に、長期にオピオイドで疼痛管理をしていた場合に起こりやすいため、医師と相談しながら少しずつ減らしていくようにします。

- これは、オピオイドに限ったことではなく、ステロイドや降圧薬など多くの薬で起こります。「症状が軽くなった」と自己判断して服薬を中止すると、病気が再燃したり悪化したりします。

- 患者自身が痛みの状態を日記に付けて、それを基に医療者に相談するように教育するとよいでしょう。また、医師や医療従事者は、患者のコンプライアンスを確認することも重要です。

31 鎮痛以外の目的でオピオイドを使い続ける（ケミカルコーピング）患者への対処法は？

1 ケミカルコーピングとは？

痛みが緩和されているにもかかわらず、不眠や恐怖、不安などを紛らわすためにオピオイドの服用を続ける、いわゆる正常と精神依存の間のグレーゾーンを表す用語で、「純粋な鎮痛目的ではなく、精神的な苦痛に対してオピオイド鎮痛薬を使用すること」と定義されています[1]。

2 ケミカルコーピングが疑われる症状[2]

- ベースのオピオイドを増量したにもかかわらず、レスキューの使用回数が極端に多い。
- オピオイドによると思われる眠気が出ているのに増量を希望する。
- 睡眠導入を目的としてレスキューを使用する。
- 自分の気持ちを落ち着かせるためにレスキューを使用する。

- オピオイド乱用や依存の初期段階と見なすことができるため、ケミカルコーピングを呈していないか、常に評価を行う必要があります[3,4]。

- ケミカルコーピングが疑われるからといって、疼痛治療を中止してはいけません。医師、看護師、薬剤師が服薬指導や服薬確認をしましょう。それでも不適切なオピオイドの服用が続くようであれば、精神科にコンサルトして、適切な薬物療法によって精神的な不安を除いてあげることが重要です[5]。

参考資料
1) Passik SD, Kirsh KL: Curr Pain Headache Rep 8: 289-294, 2004
2) 阿部泰之：Modern Physician 36: 1011, 2016
3) Wu SM et al: J Pain Symptom Magnage 32: 342-351, 2006
4) Bruera E, Paice JA: Am Soc Clin Oncol Educ Book, e593-e599, 2015
5) 伊勢雄也ほか：薬局 68: 3694-3701, 2017

服薬指導の実際（知っておくと便利な知識）

32 オピオイド開始時に制吐薬の予防投与は必要ですか？

- オピオイドを開始する時に制吐薬を予防的に投与することが、予防投与しない時より嘔吐回数を減少させるというエビデンスはありません。

- 嘔気・嘔吐は、オピオイドの開始や増量した時に出やすい副作用です。そして、嘔気・嘔吐は、オピオイドの服薬アドヒアランスに大きな影響を及ぼすことがあります。
  したがって、いつでも服用できるように、オピオイドの開始と同時に制吐薬（Q16 52ページ参照）も処方し、悪心が起こったらすぐに服用するように指導することが求められます。

- 患者とのコミュニケーションの中で嘔吐が起こりやすい患者だと評価できた場合は、制吐薬を予防的に投与するのも、疼痛治療をスムーズに続けるために必要な場合もあります。オピオイドの初回投与後にひどい嘔気・嘔吐を生じたがために、オピオイドの服薬コンプライアンスが悪くなることは考えられます。

33 オピオイド投与時に下剤も投与したほうがよいですか？

- オピオイドを開始する時に下剤を投与することが、投与しない時より便秘を軽減したり、減少させたりするというエビデンスはありません。

- オピオイド開始前に患者の排便状態を把握して、水分摂取や繊維質の食事を取るような生活指導が重要です。

- その上で、排便の具合によっては下剤を使えるようにしておきます。便秘は、オピオイドの服薬アドヒアランスに大きな影響を及ぼすので、便秘にならないように予防的に下剤を使うことも勧められます。

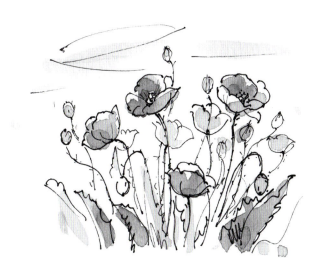

服薬指導の実際（知っておくと便利な知識）

34 オピオイドスイッチングによって副作用が軽快することがありますか？

- オピオイドの副作用は、投与初期と鎮痛効果が安定した頃（安定期）に見られます。投与初期の副作用には、支持療法（副作用対策）を行って疼痛緩和に努めます。しかし、安定期に入って十分な対策を行っているにもかかわらず症状が改善されない場合に、スイッチングを行うことにより副作用症状が改善、軽快することがあります。

- 通常、モルヒネからオキシコドンあるいはフェンタニルに変更し、オキシコドンからはフェンタニルにスイッチします。モルヒネからフェンタニルへの安易な変更は避けるべきです（**図**）（変更の際のタイミングや投与量についてはQ3およびQ5を参照）。

- 経口ペチジンやペンタゾシンが選択されるかもしれません。しかし、ペチジンを腎障害患者に用いると、振戦や痙攣などの中枢神経系の副作用を起こすため、避けるべきです。ペンタゾシンも作用持続時間が短く精神神経系の副作用が出るため、モルヒネからの変更は勧められません。

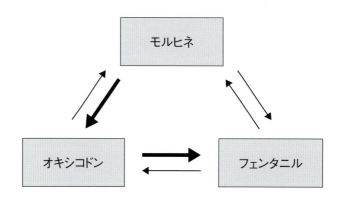

図　オピオイドスイッチングの実際

35 オピオイドの投与経路の変更によって副作用を軽快することができますか？

　経口モルヒネの鎮痛効果が不十分にもかかわらず、嘔気・嘔吐、眠気、せん妄のある患者で、モルヒネの静脈内投与か皮下投与への変更で、フェンタニル貼付剤の場合もフェンタニルかモルヒネの皮下投与か静脈内投与に変更することで、新たに重篤な副作用が出ることなく、鎮痛効果だけでなく、これらの副作用も改善したとの報告があります[1]。

参考資料
1) Enting RH et al: Cancer 94: 3049-3056, 2002

服薬指導の実際（知っておくと便利な知識）

36 オピオイド投与中においても持続痛がある場合の対処法を教えてください

- まず、「オピオイドの服薬コンプライアンスはどうか？」「貼付剤の場合は適切に貼付しているか？」などを確認します。レスキュー薬の効果などにより、オピオイドが奏効する痛みかどうかを評価します。

- 胃腸障害などの副作用に注意しながら、オピオイドにNSAIDsを上乗せします。アセトアミノフェンに上乗せ効果があるかどうかには、十分なエビデンスがありません。

- オピオイドの定期投与量の30～50％を目途に増量してみます。その際、投与経路は定期投与と同じにします。

- 増量はむやみに行いません。速放性製剤、静注、皮下注射では24時間、徐放製剤では48時間、フェンタニル貼付剤では72時間を目安に、増量を試みることを原則とします。

37 鎮痛補助薬の使い方について教えてください

- オピオイドの効果が弱い痛みに、神経障害性疼痛があります。このような痛みの第一選択は、ガバペンチン誘導体といえます。次いで、抗けいれん薬、抗うつ薬、抗不整脈薬、NMDA受容体拮抗薬、副腎皮質ステロイドなどの鎮痛補助薬が奏効する場合があります。

    また、がんの骨転移痛に対しては、NSAIDsや副腎皮質ステロイドに加えてビスホスホネート剤やデノスマブなどの骨代謝調節薬（bone-modifying agent：BMA）の投与が効果的との報告があります（巻末参考資料「鎮痛補助薬の種類と特徴」100ページを参照）。

- "電気が走るように痛む"、"刺すように痛む"などの痛みには抗けいれん薬、"しびれる痛み"、"焼けつくような痛み"、"ビリビリする痛み"などには抗うつ薬の併用がよいとされています。さらに、副腎皮質ステロイドの上乗せも効果的であるとされています。

- また、オピオイドを適切に投与しているにもかかわらず、痛みが軽減せず眠気などの副作用が強く出るためオピオイドを減量したい場合も、鎮痛補助薬の出番となります。

服薬指導の実際（知っておくと便利な知識）

38 オピオイドスイッチングや鎮痛補助薬を併用しても改善しない難治性の痛みに対する対処法について教えてください

- 難治性疼痛には、神経ブロックや放射線療法が考慮されます。しかし、これらの治療法が適用できない場合や予期した効果が得られない場合、メサドンの使用を考慮すべき、との報告があります[1]。

- 高用量のオピオイドからメサドンへの切り替えは、呼吸抑制を生じることがあるため、入院下など十分な観察の下で行うべきです。また、QT延長や期外収縮などの循環器系の重大な副作用に十分注意を払う必要があります。

- モルヒネからメサドンへの換算の目安を**表**に示します[2]。この換算はあくまでも1つの目安であり、患者への十分な服薬説明により患者が理解したうえで、看護師の観察の下で投与すべきです。もちろん、本治療について、薬剤師から看護師へ十分説明して理解をしてもらう必要があります[3]。

- メサドン処方医は、事前にe-ラーニングなどを受講しておく必要があり、病院薬局や保険薬局の調剤責任薬剤師も、メサドン適正使用情報サイトに登録しておく必要があります。

表　モルヒネ経口剤からメサドン経口剤への換算表

メサドン	15 mg/day （5 mg/回×3回）	30 mg/day （10 mg/回×3回）	45 mg/day （15 mg/回×3回）
モルヒネ	60 ≦〜≦ 160 mg/day	160 <〜≦ 390 mg/day	390 < mg/day

・メサドンの投与量は、45 mg/day（1日3回経口投与）までである。
・メサドンの薬物動態は個人差が大きく、他のオピオイド鎮痛薬との交叉耐性は不完全であるため、他のオピオイド鎮痛薬との等鎮痛比は確立していない。
・経口モルヒネ量60 mg/day未満からの切り替えは推奨できない。
・換算表はあくまでも目安である。

（文献2より引用改変）

参考資料

1) Haumann J et al: Eur J Cancer 65: 121-129, 2016
2) 帝国製薬株式会社, メサペイン®錠適正使用ガイド, 第3版, 2016
3) 伊勢雄也ほか: 薬局 68: 3836-3848, 2017

39 モルヒネ不耐性について教えてください

- モルヒネの副作用が強く出現する場合を"モルヒネ不耐性"といいます[1]。副作用が全般的に強く現れるというより、眠気、痒み、嘔気など特定の副作用のみが強い症状を示す患者が見られることもあります。このような場合、当該の副作用の弱い他の強オピオイドに変更（オピオイドスイッチング）します。

- ここでは、ブプレノルフィン（レペタン®）への変更について説明します。
  ブプレノルフィンは、WHO方式鎮痛ラダーのステップ3に位置づけられているオピオイド部分作動薬です（Q2 24ページ図参照）が、胃腸運動や呼吸抑制などの副作用や依存性も、他の強オピオイドやペンタゾシンよりも弱いとされています。また、モルヒネとは異なり天井効果があり、1mg筋注以上使っても効果が増えません。作用持続時間は6～9時間と長くなっています。

- ブプレノルフィンには注射剤のほかに、坐剤や貼付剤（ノルスパン®テープ）があります。また、日本では未承認ですが、海外では舌下錠が汎用されているので、その調整法の文献を挙げておきます[2]。

参考資料
1) モルヒネによるがん疼痛緩和, 国立がんセンター中央病院薬剤部編著, 東京, ミクス, 1997, pp.101-103
2) 大谷道輝ほか：病院薬学 20: 230-236, 1994

服薬指導の実際（知っておくと便利な知識）

40 パラドキシカル・ペインとは？

　Opioid-induced hyperalgesia（オピオイドによる痛覚過敏）ともいわれ、モルヒネの投与量が大量になると、逆に疼痛が増す現象として知られています。モルヒネの代謝産物M3Gが原因と考えられています。これを回避するためにはオピオイドスイッチングを行います[1]。

参考資料

1) Mercadante S et al: J Pain Symptom Manage 26: 769-775, 2003

41 麻薬の管理上の注意点を教えてください

　患者に施用された麻薬の取り扱いや保存方法については、「麻薬及び向精神薬取締法第24条」（巻末参考資料102ページに同法抜粋を掲載）などで定められています。違反すると刑罰の対象となります。したがって、患者だけでなく、患者家族にもしっかり指導しなければなりません。

1. 直射日光や高温、多湿の場所を避けて保存すること。

2. 子供の手の届かない場所に保管する。また、家族が間違って（故意に）飲まないように、家族や保護者にも十分な注意喚起をすること。

3. 家族や友人など、施用者以外のものに譲り渡してはならないこと。

4. 不要になった麻薬は、ゴミ等として勝手に捨てないこと（Q44 82ページ参照）。

服薬指導の実際（知っておくと便利な知識）

42 麻薬は処方日数に制限がありますか？

医療用麻薬の処方日数は、以下の**表**のように、14日を限度とするものと、30日処方できるものが規定されています。

表　麻薬の処方日数制限

剤形	一般名（商品名）
投薬期間14日を限度とする麻薬	
内服薬	アヘン、アヘンチンキ、コカイン塩酸塩、ヒドロモルフォン塩酸塩（ナルラピド、ナルサス）、エチルモルヒネ塩酸塩水和物、ペチジン（オピスタン）、タペンタドール塩酸塩（タペンタ）、メサドン塩酸塩（メサペイン）、フェンタニルクエン酸塩（アブストラル舌下錠、イーフェンバッカル錠）
外用薬	コカイン塩酸塩
注射薬	アヘンアルカロイド塩酸塩（パンオピン）、オキシコドン（オキファスト）、複方オキシコドン（パビナール）
投薬期間30日を限度とする麻薬	
内服薬	コデインリン酸塩、ジヒドロコデインリン酸塩、モルヒネ塩酸塩（オプソ、パシーフ）、モルヒネ硫酸塩（MSコンチン、カディアン、モルペス、ピーガード）、オキシコドン（オキシコンチン、オキノーム）
外用薬	モルヒネ塩酸塩（アンペック）、フェンタニルクエン酸塩（デュロテップ、ワンデュロ、フェントス）
注射薬	モルヒネ塩酸塩、フェンタニルクエン酸塩

（平成18年3月6日厚生労働省告示第107号、平成28年10月13日厚生労働省告示第365号などを参考）

43 オピオイド鎮痛薬を海外旅行に持って行きたいのですが

- 「麻薬及び向精神薬取締法施行規則第6条の2」に従って手続きをすれば、麻薬を携行して出入国は可能です。

- 指定の様式（第6号の2）に疾病名、治療経過、麻薬の施用を必要とする旨を記載した医師の診断書を添えて、出国2週間前までに厚生労働大臣（地方厚生局長）に提出します。

- 入国しようとする相手国が入国を許可するかどうかは不確定なので、出国前に前もって相手国の大使館に問い合わせておくとよいでしょう。

- 1％コデインリン酸塩は、わが国では麻薬扱いをしないため、上記の許可手続きは必要ありませんが、国によってはトラブルになる可能性があるので、事前に許可申請手続きをしておいたほうが無難です。

服薬指導の実際（知っておくと便利な知識）

44 不要になった麻薬鎮痛薬はどのようにして捨てたらよいのでしょうか？

- 患者が麻薬の施用が不要になった場合は、勝手に捨てないように指導しなければなりません。保険薬局（できれば調剤した薬局）や処方医療機関へ持参して廃棄を依頼するように指導します。

- 薬局や医療機関は、麻薬処方せんに基づいて調剤したけれども廃棄したい麻薬（施用残の麻薬）は、麻薬管理者が麻薬診療施設の他の職員の立会いの下で廃棄できます。廃棄後30日以内に調剤済麻薬廃棄届を都道府県知事へ提出します。麻薬帳簿にも記録を残します。

- 一方、変質や調剤ミスなどで廃棄する場合、あらかじめ都道府県知事に麻薬廃棄届を提出し、麻薬取締官の立会いの下、適切に処理します。

在宅での PCAポンプの使用 についてのQ&A

　PCAポンプは医療用麻薬注射剤の投与に利用される注入ポンプです。24時間持続的に注射薬を投与する持続投与機能と、レスキュー投与機能を併せ持ちます。
　機械式と使い捨て式がありますが、ここでは機械式PCAポンプを利用中の患者に対する在宅医療および退院支援について説明します。
　近年では、PCAポンプのレンタルと在宅利用を支援している薬剤師も増えてきました。そのなかで、在宅医療におけるPCAポンプの管理や、PCAポンプ利用患者の退院支援には様々な課題があることがわかってきています。現時点でも、PCAポンプを利用しているがために退院困難となる患者は多くいると予測されます。これまでに我々が蓄積したPCAポンプ利用患者の在宅管理や退院支援に関する疑問と解決方法について解説します。

参考資料
1) 粕田晴之監，首藤真理子ほか編，こうすればうまくいく！在宅PCAの手引き，東京，中外医学社，2013

45 PCAポンプの種類を教えてください

　在宅で利用可能なPCAポンプは複数社から販売されています。機種毎に薬液充填容量や機械の設定方法など、様々な違いがあります。患者毎の投与量や使用状況によって選択してください。以下に、代表的な2機種の特徴を記載します。

CADD-Legacy® PCA（スミスメディカル・ジャパン株式会社）

長所
- 薬液充填カセットの容量が比較的大きく、サイズ選択ができる（50、100、250 mL）。
- 持続投与量とレスキュー投与量を、個別に異なる数値で設定できる。

短所
- 専用のカセットやルートが比較的高価。
- 機械の操作方法が比較的難しい。

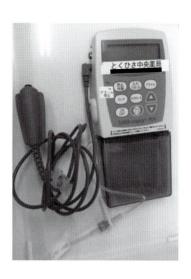

テルフュージョン®小型シリンジポンプ　TE-361（テルモ株式会社）

長所
- 薬液充填は10 mLシリンジを使用するため安価で、充填も簡単。
- 機械の操作設定方法が比較的簡単。

短所
- 薬液が10 mLしか充填できない。
- 毎日電池交換をする必要がある。
- レスキュー投与量を個別に設定することができない。レスキュー投与量は持続投与量の1時間分に設定される。

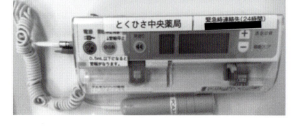

46 PCAポンプはレンタルできますか?

　在宅訪問診療を担う医療機関がPCAポンプを所有していない場合、PCAポンプのレンタル事業者を利用します。レンタル事業者は全国に存在しているほか、近年ではレンタル事業を実施している保険薬局（以下、薬局）が全国的に増えており、在宅での薬剤管理と併せてPCAポンプの管理も実施しています。

　レンタル事業者を利用した場合の、在宅におけるPCAポンプ管理の仕組みについて説明します（**図**）。

　レンタル事業者は、賃貸借契約をした医療機関に対してPCAポンプを貸し出すことができます（有料）。医療機関はレンタルしたポンプを患者に施用します。薬局を利用する場合は、麻薬注射剤の処方せんを発行します。薬局は麻薬注射剤を調剤した後、患者宅を訪問し、医師や訪問看護師と共同で薬液充填カセットを設置するなど、PCAポンプを利用した麻薬注射剤投与・管理を支援します。医療機関と薬局は診療報酬を算定します。

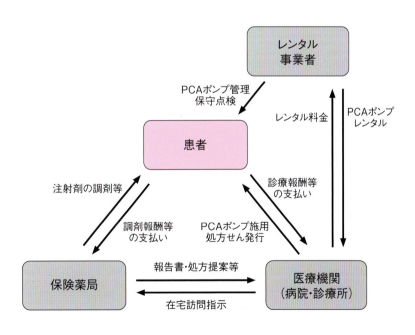

図 在宅におけるPCAポンプ管理の仕組みの例

47 在宅で使用できる麻薬注射剤を教えてください

院外処方できる麻薬注射剤は以下の4成分に限られています（2018年10月時点）。
- モルヒネ塩酸塩製剤
- フェンタニルクエン酸塩製剤
- 複方オキシコドン製剤
- オキシコドン塩酸塩製剤

※ケタミン塩酸塩注射液（ケタラール®）のように、院外処方できない注射剤もあります。不明な点があれば、必ず事前に担当薬局までお問い合わせください。

※2018年にはヒドロモルフォン塩酸塩の注射剤が発売されました。院外処方については、2018年10月時点では不可となっています。

48 麻薬注射剤の充填はどうするのですか?

　麻薬注射剤の処方せんを応需した薬局において、薬剤師が充填することが可能です。
　近年、クリーンベンチや無菌調剤室を完備した薬局が増えています。そのような薬局を利用すれば、より衛生的な薬液充填が可能です。ただし、注射薬の充填方法やルートのプライミング、PCAポンプの操作方法、アラーム対応など、十分な手技を習得している薬剤師の支援が必要です。

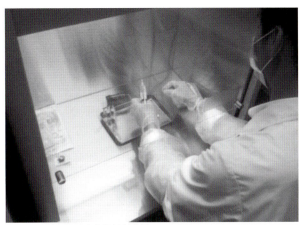

クリーンベンチでの麻薬注射剤充填

在宅でのPCAポンプの使用

49 PCAポンプ関連備品の準備はどうするのですか？

　PCAポンプを用いた麻薬注射剤の投与には、薬液充填カセット（シリンジ）、チューブ、皮下留置用の翼状針、翼状針留置用フィルムなどが必要となります。いずれの備品も医療機関または薬局からの払い出しが可能です。

　これらの備品にかかる費用には保険適用がありませんので、医療機関または患者が負担します。事前に、費用負担についての確認や、患者への説明が必要です。

- CADD-Legacy® PCAの関連備品の一例

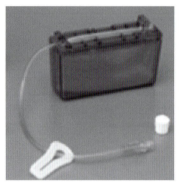

メディケーションカセット

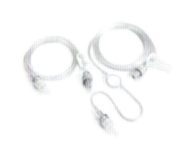

エクステンションチューブ

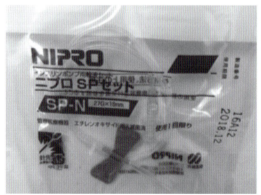

翼状針

50 電池交換はどうするのですか?

基本的には医師や訪問看護師の補助の下、電池交換を実施します。

CADD-Legacy® PCAの場合

使用するポンプにもよりますが、CADD-Legacy® PCAの場合、4 mL/hrで持続投与した場合、新品のアルカリ単三電池2本で約7日間作動します。ただし、使用環境、流量設定、レスキューボタン使用状況等によって、電池の消耗速度は異なります。そこで、残量メーター付きのアルカリ単三電池の利用が便利です。

※充電式乾電池は使用できません（ポンプが正常に動作しない可能性があるため）。

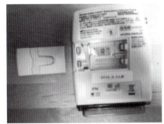 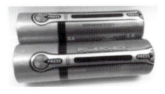

残量メーター付きの乾電池
（DURACELL®、プロクター・アンド・ギャンブル・ジャパン株式会社製）

テルフュージョン® 小型シリンジポンプの場合

毎日電池交換をする必要があります。

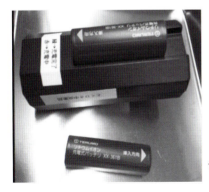

テルフュージョン®小型シリンジポンプの充電式電池
（テルモ株式会社製）

※いずれのポンプも、電源コードを使用すれば電池交換は必要ありません。患者の動きが制限されますので、寝たきりなどの患者への使用には適しています。

在宅でのPCAポンプの使用

51 PCAポンプのアラームやトラブルへの対応はどうしますか？

　PCAポンプのレンタル事業者は24時間365日のサポート体制を整えています。24時間連絡の取れる電話番号を患者に通知することが望ましく、アラームやトラブル発生時は担当者が対処します。万が一、機械が故障した場合に備えて、代替機の準備も必要です。

　緊急時に24時間連絡が取れるように、連絡先の電話番号を患者に通知することが理想的です。また、常に代替機を準備しておくことも重要です。

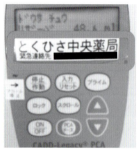 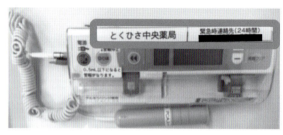

PCAポンプに、緊急時連絡先を明記している。

52 輸液に麻薬注射剤を混注できますか？

　輸液に麻薬注射剤を混注することについて、明確な法的見解は存在しませんが、推奨はできません。

　在宅医療において医療用麻薬注射剤を投与する場合、薬液が取り出せない構造の注入ポンプに麻薬注射剤を充填しなければなりません。輸液バッグは容易に破り薬液を取り出すことができますので、麻薬注射剤を混注することはできないと解釈できます。ただし、輸液バッグに麻薬注射剤を混注することの是非について、明確な法的見解は存在しません。また、輸液に混注した場合は、レスキュー投与が難しく、突出痛への対処が困難となります。そこで、輸液バッグに麻薬注射剤を混注する際は、事前に各地域の行政機関（都道府県の薬事衛生課など）に確認したうえで、患者の疼痛マネジメントの状況に十分な配慮をしてから実施してください。

PCAポンプは薬液が取り出せない構造なのですか？

　CADD-Legacy® PCAの場合、専用の鍵を使用して薬液充填カセットと本体を接続します。カセットを装着および取り外す際はこの鍵を使用しなければできません。この鍵を使ったカセットの固定により、「患者が薬液を取り外せない構造」という条件を満たしていることになります。

　テルフュージョン®小型シリンジポンプは、患者がカバーを開けてシリンジを取り出せないように、鍵付きの金具を装着して使用します。

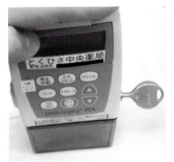
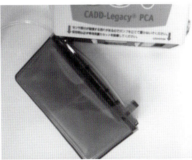

CADD-Legacy® PCAは専用の鍵を使用してカセットを取り付ける。

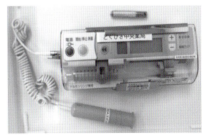

テルフュージョン®小型シリンジポンプは専用の鍵付き金具を装着できる。

在宅でのPCAポンプの使用

53 高カロリー輸液用ポンプとPCAポンプの併用はできますか？

可能です。

ルート設計について

　高カロリー輸液用ルートの側管を利用するか、三方活栓を接続して、PCAポンプをつなぎます。

　一番下の写真のように、高カロリー輸液専用のキャリーパックにPCAポンプを一緒に収納します。

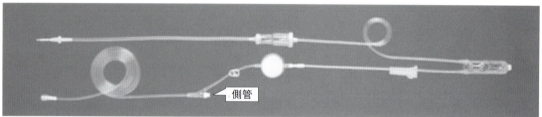
テルフュージョンポンプ用チューブセット

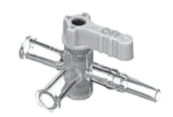
三方活栓

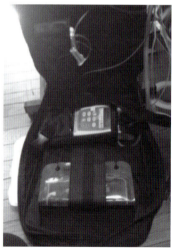
キャリーパック

54 薬局の薬剤師はどのように関わるのですか？

退院支援から在宅療養の全段階で関与することができます。

薬剤師の役割

・退院カンファレンスへの参加（情報収集、退院調整）等を通じた退院支援
・PCAポンプのレンタル、維持管理
・麻薬注射剤の調剤、カセットへの薬液充填
・他職種へのPCAポンプ使用方法の指導、説明
・電池交換の支援
・患者指導、薬効と副作用モニタリング
・処方設計支援
・投与ルート設計支援
・入院時支援
・PCAポンプの備品管理
など

　PCAポンプをレンタルする薬局は24時間365日、緊急時にも対応できる体制が理想です。

痛みの評価法

- 信頼性、妥当性ともに検証され、臨床で使用されている痛みの評価ツールは、Numerical Rating Scale（NRS：数値評価スケール）、Visual Analogue Scale（VAS：視覚的評価スケール）、Verbal Rating Scale（VRS：ことばの評価スケール）、Faces Pain Scale（FPS：表情評価スケール）などがあります。

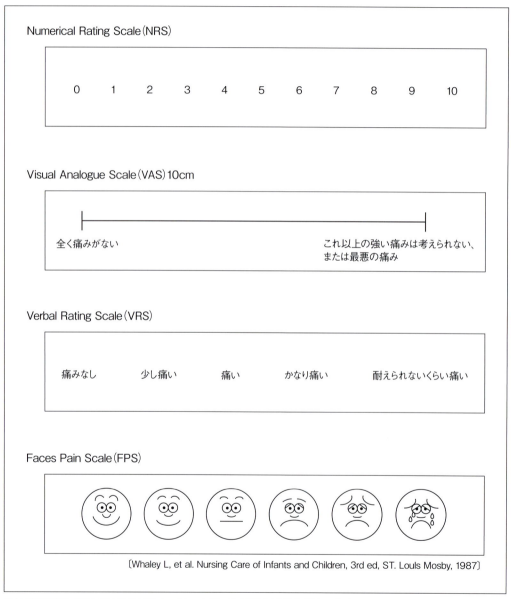

〔Whaley L, et al. Nursing Care of Infants and Children, 3rd ed, ST. Louis Mosby, 1987〕

（がん疼痛の薬物療法に関するガイドライン2014年版，日本緩和医療学会 緩和医療ガイドライン委員会編，東京，金原出版，2014より引用）

- 金沢赤十字病院では、主にNRS（評価困難な場合はFPSを使用）を評価ツールとして使用しています。まず、初期疼痛アセスメントシート（**図1**）を用いて痛みの部位、程度や性質を確認します。その後、継続アセスメントシート（**図2**）にて使用薬剤、痛みの変化、副作用の有無について評価を継続しています。

氏名 _____   記入年月日 _____

以下の質問にご記入をお願いします。該当するものには、□に✓や具体的に内容をお書きください。

1. 下の表に現在痛みを感じている全ての部分に斜線（///）をつけてください。一番痛い部分を○で囲んでください。

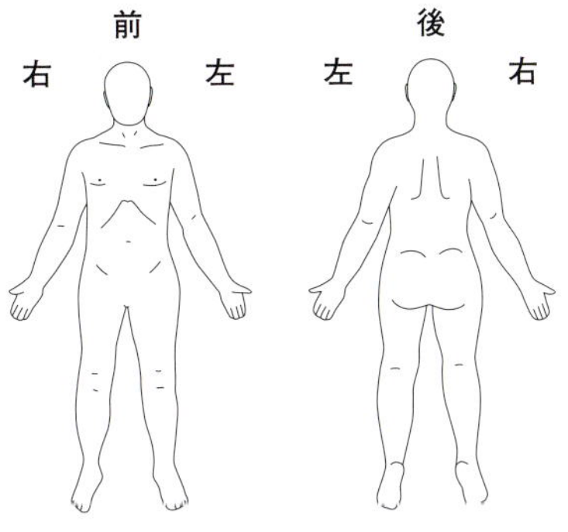

   前　　　後
   右　左　左　右

2. 一番痛い時の痛みは下の図のどの位置に値しますか。数字に○をつけてください。痛みのある箇所が複数あるときは、○の下に痛みの部位をお書きください。

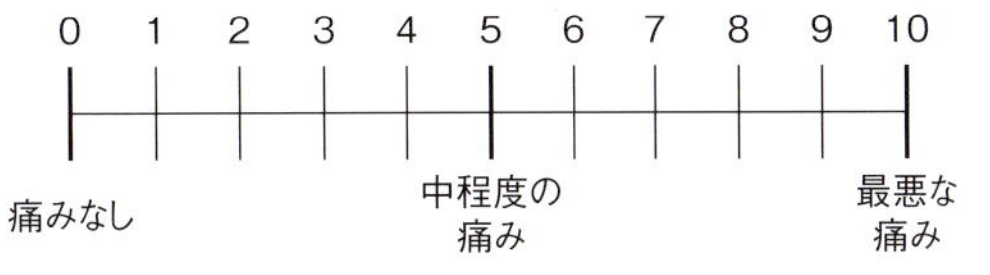

   0　1　2　3　4　5　6　7　8　9　10
   痛みなし　　　　　中程度の　　　　最悪な
   　　　　　　　　　痛み　　　　　　痛み

   ※痛みの状態を「0：痛みがない」「10：最悪な痛み」として、0〜10までの段階とし、最も近い数字を選んでください。

3. どのような痛みですか。痛みのある箇所が複数あるときは、部位もお書きください。
   □ 電気が走るような　□ 鋭く刺すような　□ 灼けるような　□ 締め付けるような
   □ つっぱるような　□ ジンジン、ビリビリするような　□ 重苦しい
   □ その他　（　　　　　　　　　　　　　　　　　　）

4. 痛みの起こり方についてお聞きします。
   ① 安静にしていても常に痛いですか。　□ はい　□ いいえ
   ② 急に痛みが強くなることはありますか。　□ はい　□ いいえ
   ③ 痛みが強くなるのはどのようなときですか。
   　　□ 座る　□ 立つ　□ 歩く　□ 体を動かす（向きを変えるなど）
   　　□ 咳をするとき、呼吸をするとき　□ 皮膚をさすったとき
   　　□ その他　（　　　　　　　　　　　　　　　　）
   ④ 1日のうちで痛みが強くなる時間はありますか。
   　　□ はい　（　　　　　　　　　　　　　　）　□ いいえ

5. 薬以外の方法で痛みが和らぐことはありますか。
   □ 温める（お風呂に入るなど）　□ 冷やす　□ 人と話をする
   □ その他　（　　　　　　　　　　　　　　　　　）

6. 痛みのために日常生活で困っていることは何ですか。
   □ 睡眠　□ 食事　□ 日常生活（ベッドにいることが多いなど）　□ トイレ
   □ 他人との関係　□ 感情の起伏（イライラする、集中力、不安）
   □ その他　（　　　　　　　　　　　　　　　　　）

7. 痛みがとれたら何を一番したいですか。
   [　　　　　　　　　　　　　　　　　　　　　　　]

図1　初期疼痛アセスメントシート

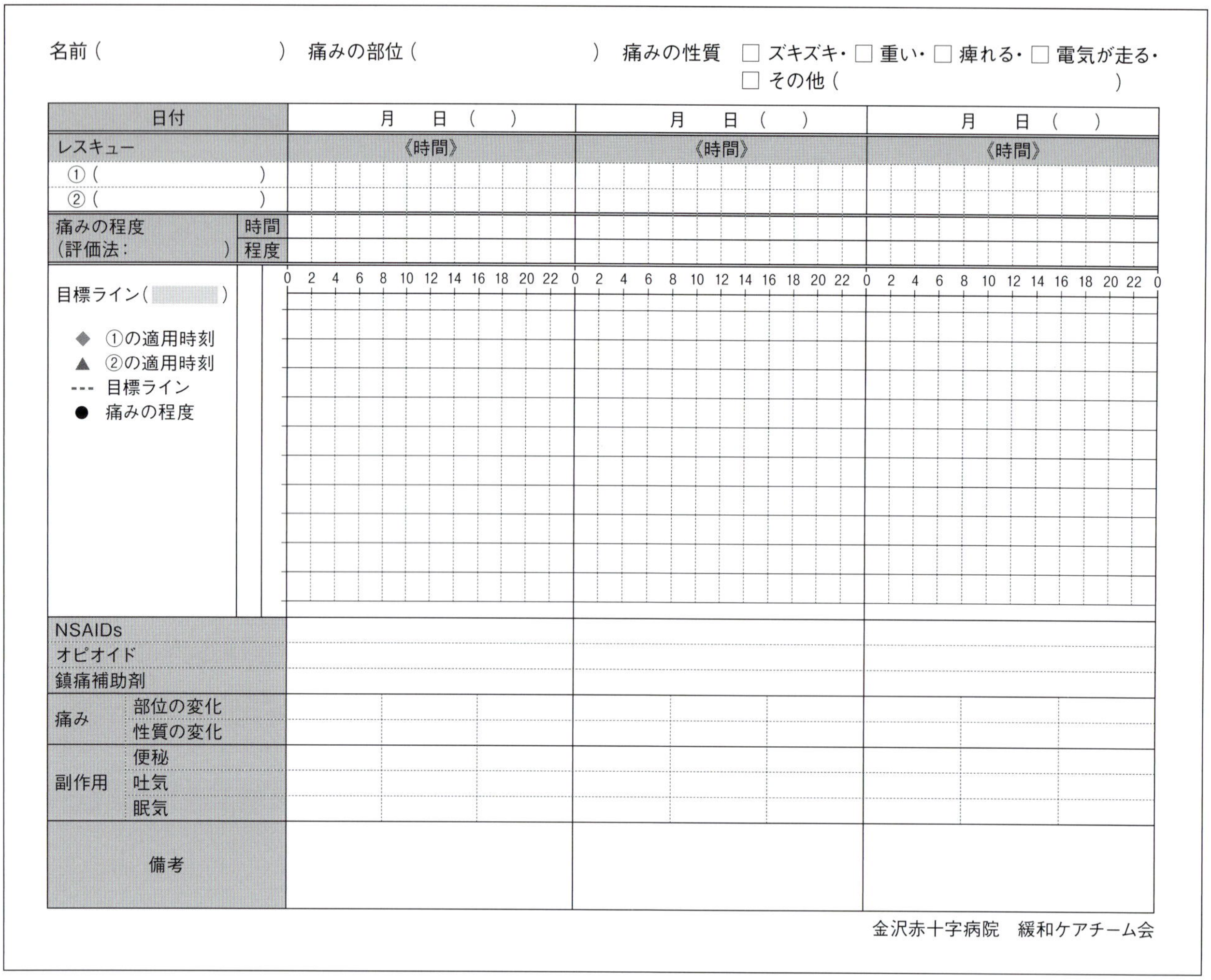

名前（　　　　　　）　痛みの部位（　　　　　　）　痛みの性質　□ ズキズキ・□ 重い・□ 痺れる・□ 電気が走る・□ その他（　　　　　　）

日付		月　日（　）	月　日（　）	月　日（　）
レスキュー		《時間》	《時間》	《時間》
①（　　　）				
②（　　　）				
痛みの程度	時間			
（評価法：　）	程度			
目標ライン（　） ◆ ①の適用時刻 ▲ ②の適用時刻 --- 目標ライン ● 痛みの程度		0 2 4 6 8 10 12 14 16 18 20 22	0 2 4 6 8 10 12 14 16 18 20 22	0 2 4 6 8 10 12 14 16 18 20 22 0
NSAIDs				
オピオイド				
鎮痛補助剤				
痛み	部位の変化			
	性質の変化			
副作用	便秘			
	吐気			
	眠気			
備考				

金沢赤十字病院　緩和ケアチーム会

図2　継続アセスメントシート

● 患者用説明シート

痛みを緩和するために

1. 医療用麻薬（オピオイド）とは

　オピオイドは病気により起こる「強い痛み」を抑えるための痛み止めです。医療用の麻薬ですので、痛みのある人が適切に使えば、中毒（依存）になったり、寿命が縮まったりすることはありません。痛みが強くなった場合は、増量することで和らげることができます。増量で効果が得られなければ、薬の種類を変えたり、他の方法を組み合わせるなど、様々な手段があります。我慢せずに伝えてください。

2. 効果について

　痛みは、患者様にしかわからない感覚です。痛みが軽減あるいは取り除かれたかの判定（薬の効果の判定）は患者さま自身（もしくは家族、介護者の方）にしていただく必要があります。まず、現在の痛みの状況を確認させていただきます。初期疼痛アセスメントシート（別紙）の作成にご協力お願いします。

3. 種類について

　医療用麻薬には、飲み薬、貼り薬、点滴薬、坐薬などがあります。患者さまの状態や生活スタイルに合わせた薬剤を選択していきます。

4. 副作用について

　医療用麻薬の代表的な副作用には、次のものがあります。
　　□ 便秘……下剤で対応。便の硬さや排便頻度を教えてください。
　　□ 吐き気…飲み始め（開始から1週間ほど）に出現することあり。
　　　　　　　吐き気止めで対応します。
　　□ 眠気……飲み始めや増量時に出現。慣れにて改善します。
　気になる症状が現れたら、医師、看護師、薬剤師に相談してください。我慢せずに相談し対処することで、医療用麻薬と上手につきあっていくことができます。

5. 用法、注意点、使用薬剤について

　医療用麻薬は、持続的な痛みに対し予防的に時刻を決めて規則正しく使用する薬剤（ベース：持続性）と、突発的な痛みに対しその都度使用する薬剤（レスキュー：即効性）を組み合わせて使用します。レスキューを使用する回数が増えた場合は、医師に相談してください。ベースを増量することがあります。

　自分の判断で、使用を中止したり、量を調節しないでください。また、患者さん本人以外は絶対に使用しないでください。

　これから、医療用麻薬を用いて痛みの治療を開始します。
　使用する薬剤は、（ベース：　　　　　　　　）（レスキュー：　　　　　　　　）です。
　※それぞれの薬剤の使用方法、注意点については薬剤師が冊子を用いて説明します。

　　　　　　　　　　　　　　　　　　医師　　　　　　　　薬剤師

体内動態パラメータ比較

経口剤

一般名 (商品名)	投与量	対象	最高血中濃度到達時間（Tmax）	消失半減期（$t_{1/2}$）	備考
モルヒネ塩酸塩内用液 (オプソ内服液)	10 mg p.o.	がん患者	0.9 ± 0.1 h	2.2 ± 0.3 h	生物学的利用率(BA)=24% タンパク結合率=35% レスキューとしては、提示投与モルヒネ経口剤の1日量の1/6を目安とする
モルヒネ硫酸塩水和物徐放錠 (MSコンチン徐放錠)	30 mg p.o.	がん患者	2.7 ± 0.8 h	2.58 ± 0.85 h	効果発現開始時間：1.5～2時間 胎盤移行性・母乳移行性 BA=22.4%
オキシコドン塩酸塩水和物散 (オキノーム散)	5 mg p.o.	がん患者	1.7 ± 1.3 h	4.5 ± 2.3 h	胎盤移行性・母乳移行性 BA=約87%
オキシコドン塩酸塩水和物徐放錠（オキシコンチン錠）	20 mg p.o.	健康成人	2.5 ± 1.4 h	5.7 ± 1.4 h	BA=約60% タンパク結合率=45～46% 女性でCmax、AUCとも男性より約1.4倍高かった 肝障害、腎障害患者で血中濃度1.5～2倍程度上昇
ヒドロモルフォン塩酸塩錠 (ナルラピド錠)	1 mg p.o.	健康成人	0.5 h	5.26 ± 3.35 h	BA=24% タンパク結合率=24～30% 肝障害、腎障害患者で血中濃度2～4倍程度上昇
ヒドロモルフォン塩酸塩徐放錠 (ナルサス錠)	2 mg p.o.	健康成人	5 h	8.88 ± 2.25 h	胎盤移行性・母乳移行性
メサドン塩酸塩錠 (メサペイン錠)	10 mg p.o.	健康成人	3.3 ± 2.4 h	38.3 ± 4.9 h	胎盤移行性・母乳移行性
タペンタドール塩酸塩錠 (タペンタ錠)	25 mg p.o.	健康成人	5 h	約6.1 ± 1.7 h	胎盤移行性・母乳移行性
トラマドール塩酸塩カプセル (トラマールカプセル)	100 mg p.o.	健康成人男性	1.5 h	5.31 h (β)	BA=68% タンパク結合率=19.5～21.5%
フェンタニルクエン酸塩バッカル錠 (イーフェンバッカル錠)	200 μg 30分口腔内で保持後、嚥下	健康成人	0.67 h	3.0 ± 1.6 h	胎盤移行性・母乳移行性 BA=65% タンパク結合率=84.4%
フェンタニルクエン酸塩舌下錠 (アブストラル舌下錠)	100 μg 舌下	健康成人	0.5 h	5.0 ± 2.6 h	胎盤移行性・母乳移行性 BA=50%

参考：各医薬品の添付文書ならびにインタビューフォーム

外用剤

一般名 (商品名)	投与量	対象	最高血中濃度到達時間 (Tmax)	消失半減期 ($t_{1/2}$)	備考
モルヒネ塩酸塩坐剤 (アンペック坐剤)	10 mg rec	がん患者	1.5 ± 0.3 h	4.18 ± 0.56 h	
フェンタニルパッチ (デュロテップMTパッチ)	16.8 mg 貼付 (72 h)	健康成人	30.8 ± 12.2 h	21.4 ± 5.8 h	BA=84.4%
(ワンデュロパッチ)	3.4 mg 貼付 (24 h)	健康成人	18 h	21.3 ± 4.8 h	
フェンタニルクエン酸塩テープ (フェントステープ)	2 mg 貼付 (24 h)	がん患者	20.1 ± 6.1 h	27.1 ± 14.1 h	

参考:各医薬品の添付文書ならびにインタビューフォーム

注射剤

一般名 (商品名)	投与量	対象	最高血中濃度到達時間 (Tmax)	消失半減期 ($t_{1/2}$)	備考
モルヒネ塩酸塩注射液	0.24 mg/kg i.v. (5 min)	外国人健康成人男子		2.1 ± 0.9 h (M6G: 2.7 ± 0.3 h)	
モルヒネ硫酸塩水和物注射液	5 mg s.c.	外国人健康成人	0.25 h	2.1 ± 0.4 h	
	5 mg/10 mL 持続 s.c.(4 h)	外国人健康成人	4.0 h	2.2 ± 0.8 h	
オキシコドン塩酸塩水和物注射液 (オキファスト注)	2 mg i.v.	がん患者		3.26 ± 0.77 h	母乳移行性
ケタミン塩酸塩注射液 (ケタラール静注用)	1 mg/kg i.v.	健康成人		4 h	タンパク結合率=47% 5日後までに尿中に91%、糞中に3%排泄
ヒドロモルフォン塩酸塩注射液	1 mg i.v.	健康成人	5 min	2.5 ± 0.36 h	タンパク結合率=24〜30% 母乳移行性

参考:各医薬品の添付文書ならびにインタビューフォーム

鎮痛補助薬の種類と特徴

分類	一般名 商品名	特徴	副作用	備考
Caチャネル遮断薬	プレガバリン（リリカ）	神経障害性疼痛に適応 慢性すい炎の疼痛	めまい、傾眠の頻度高い	腎機能障害者、うっ血性心不全患者、高齢者には慎重投与
抗てんかん薬	ガバペンチン（ガバペン）	難治性疼痛、神経原性疼痛に有効	急性腎不全	腎機能障害者、高齢者には慎重投与 モルヒネの血中濃度上昇
	カルバマゼピン（テグレトール）	刺すような痛みや電撃痛に有効	眠気、白血球減少など多い	副作用、薬物相互作用が多い
	バルプロ酸ナトリウム（デパケン）	刺すような痛みに有効との報告有	一過性の眠気、悪心、振戦	重篤な肝障害患者には禁忌
局所麻酔薬	メキシレチン（メキシチール）	糖尿病性神経障害の除痛、灼熱感のあるがん性疼痛に有効との報告	悪心・嘔吐、振戦など	経口抗不整脈薬の中では第一選択
	リドカイン（キシロカイン）	経口が困難あるは無効の場合、持続皮下注により良好な除痛効果	痙攣、不安、せん妄など	
抗うつ薬	アミトリプチリン（トリプタノール）	各種の疼痛、しびれ、締め付け、ツッパリ感などに有効	口内乾燥、便秘、尿閉、ふらつきなど	抗コリン作用があるため、緑内障や排尿障害患者には禁忌 モルヒネの血中濃度を上昇させたとの報告有
	イミプラミン（トフラニール）	慢性疼痛		
SNRI*	デュロキセチン（サインバルタ）	糖尿病性、化学療法由来、がん原性などの神経障害性疼痛	倦怠感、傾眠などあるが比較的軽い トラマドールとの併用でセロトニン症候群が出やすい	プレガバリンで眠気が強い場合に本剤を追加するとよい場合がある
NMDA拮抗薬	ケタミン（ケタラール）	麻酔導入薬。各種の難治性の痛みに有効。しかし、オピオイドとの併用で鎮痛効果が増強した知見は乏しい	心肺機能低下に留意。幻覚など	幻覚にはベンゾジアゼピン系薬剤を併用する
ステロイド	デキサメタゾン（デカドロン） ベタメタゾン（リンデロン）	神経圧迫などによる疼痛のほか、全身倦怠感、食欲不振にも有効	感染症誘発、消化性潰瘍、高血糖など多数	感染症、高血圧などには原則禁忌
BMA**	ビスホスホネート剤（ゾメタなど）	骨転移痛に有効（投与後4週間以降に効果）		重篤な腎障害患者には慎重投与
	デノスマブ（ランマーク）	骨転移痛に有効。4週間に1回皮下投与。ゾメタより疼痛増悪までの期間を延長したとの報告有	低Ca血症	抗体製剤のため、保存の際、凍結しないこと

*SNRI: セロトニン・ノルアドレナリン再取り込み阻害薬
**BMA: bone-modifying agent

参考：
- モルヒネによるがん疼痛緩和, 国立がんセンター中央病院薬剤部編著, 東京, ミクス, 1997, pp.135-151
- 森田達也：緩和治療薬の考え方，使い方，東京，中外医学社，2014
- 治療薬マニュアル，高久史麿，矢崎義雄監修，東京，医学書院，2018
- 日経ドラッグインフォメーション, 8: PE011(2016)

相互作用・併用注意一覧表

併用薬がオピオイドの作用を変化させるケース

影響を及ぼす薬剤	オピオイド	相互作用の概略	危険因子	処置
フェノチアジン系薬剤、バルビツール酸系薬剤など、吸入麻酔薬、三環系抗うつ薬、β遮断薬、アルコール	モルヒネ オキシコドン ヒドロモルフォン ペチジン メサドン タペンタドール フェンタニル ケタラール トラマドール	相加的抑制作用により、呼吸抑制、低血圧、顕著な鎮静または昏睡が起こる		併用注意 慎重に減量
CYP3A4 阻害薬（アゾール系抗真菌薬等）	オキシコドン メサドン フェンタニル	本剤の血中濃度上昇		併用注意
CYP3A4 誘導物質（リファンピシン、フェニトイン、セントジョンズワート等）		本剤の血中濃度低下		併用注意
MAO 阻害薬	ペチジン メサドン タペンタドール トラマドール	興奮、錯乱、呼吸・循環不全	MAO阻害薬投与後2週間空けること	**併用禁忌**
尿アルカリ化剤	ペチジン メサドン	尿中排泄低下し、作用増強		併用注意
キニジン	フェンタニル	本剤の血中濃度上昇	トランスポーター阻害作用による	併用注意
キニジン	トラマドール	相互に作用増強	機序不明	併用注意
オンダンセトロン塩酸塩		本剤の鎮痛作用減弱のおそれ	本剤の中枢セロトニン作用の抑制	併用注意

参考：同効薬比較ガイド1, 黒山政一ほか編, 東京, じほう, 2014, pp.121-140、各医薬品の添付文書ならびにインタビューフォーム

オピオイドが併用薬の作用を変化させるケース

オピオイド	影響を受ける薬剤	相互作用の概略	危険因子	処置
モルヒネ オキシコドン ペチジン ヒドロモルフォン	ワルファリン	ワルファリンの作用増強	（機序不明）	併用注意 慎重にワルファリンの用量を調節
	抗コリン薬	相加的に作用増強し、麻痺性イレウス、重篤な便秘、尿貯留をきたすおそれ		併用注意
モルヒネ メサペイン	ジドブジン	ジドブジンのクリアランス低下のため、副作用増強の可能性		併用注意
メサペイン	低K血症を起こす薬剤	不整脈を誘発		併用注意
	QT 延長を起こす薬剤	相加的に QT を延長し、不整脈を誘発		併用注意
タペンタドール フェンタニル トラマドール	セロトニン再取り込み阻害薬、セロトニン・ノルアドレナリン再取り込み阻害薬	相加的に作用が増強してセロトニン症候群を惹起		併用注意
ケタラール	ツボクラリン	筋弛緩作用増強	タンパク結合の阻害	併用注意
トラマドール	ワルファリン	ワルファリンの作用増強		併用注意
	ジゴキシン	中毒発現		併用注意

参考：同効薬比較ガイド1, 黒山政一ほか編, 東京, じほう, 2014, pp.121-140、各医薬品の添付文書ならびにインタビューフォーム

巻末参考資料

麻薬及び向精神薬取締法（抜粋）

第一章　総則
　（目的）
　第一条　この法律は、麻薬及び向精神薬の輸入、輸出、製造、製剤、譲渡し等について必要な取締りを行うとともに、麻薬中毒者について必要な医療を行う等の措置を講ずること等により、麻薬及び向精神薬の濫用による保健衛生上の危害を防止し、もつて公共の福祉の増進を図ることを目的とする。
　第二条　（用語の定義）
　　　一　麻薬　別表第一に掲げる物をいう。
　　十七　麻薬小売業者　都道府県知事の免許を受けて、麻薬施用者の麻薬を記載した処方せん（以下「麻薬処方せん」という。）により調剤された麻薬を譲り渡すことを業とする者をいう。
　　十八　麻薬施用者　都道府県知事の免許を受けて、疾病の治療の目的で、業務上麻薬を施用し、若しくは施用のため交付し、又は麻薬を記載した処方せんを交付する者をいう。
　　十九　麻薬管理者　都道府県知事の免許を受けて、麻薬診療施設で施用され、又は施用のため交付される麻薬を業務上管理する者をいう。
　　二十五　麻薬中毒者　麻薬中毒の状態にある者をいう。
第二章　麻薬に関する取締り
第一節　免許
　（免許）
　第三条　麻薬輸入業者、麻薬輸出業者、麻薬製造業者、麻薬製剤業者、家庭麻薬製造業者又は麻薬元卸売業者の免許は厚生労働大臣が、麻薬卸売業者、麻薬小売業者、麻薬施用者、麻薬管理者又は麻薬研究者の免許は都道府県知事が、それぞれ麻薬業務所ごとに行う。
　2　次に掲げる者でなければ、免許を受けることができない。
　　　六　麻薬小売業者の免許については、医薬品医療機器等法の規定により薬局開設の許可を受けている者
　　　七　麻薬施用者の免許については、医師、歯科医師又は獣医師
　　　八　麻薬管理者の免許については、医師、歯科医師、獣医師又は薬剤師
　　　（いずれも所在地を管轄する都道府県知事の免許）
　（免許の有効期間）
　第五条　麻薬取扱者の免許の有効期間は、免許の日からその日の属する年の翌々年の十二月三十一日までとする。
　（免許証の記載事項の変更届）
　第九条　麻薬取扱者は、免許証の記載事項に変更を生じたときは、十五日以内に、麻薬輸入業者、麻薬輸出業者、麻薬製造業者、麻薬製剤業者、家庭麻薬製造業者又は麻薬元卸売業者にあつては厚生労働大臣に、麻薬卸売業者、麻薬小売業者、麻薬施用者、麻薬管理者又は麻薬研究者にあつては都道府県知事に、免許証を添えてその旨を届け出なければならない。
第二節　禁止及び制限
　（輸出）
　第十七条　麻薬輸出業者でなければ、麻薬を輸出してはならない。ただし、本邦から出国する者が、厚生労働大臣の許可を受けて、自己の疾病の治療の目的で携帯して輸出する場合は、この限りでない。
　　　　　（麻薬及び向精神薬取締法施行規則第6条　携帯輸入又は携帯輸出の許可申請）
　（譲渡し）
　第二十四条　麻薬営業者でなければ、麻薬を譲り渡してはならない。ただし、次に掲げる場合は、この限りでない。
　　　一　麻薬診療施設の開設者が、施用のため交付される麻薬を譲り渡す場合
　　　二　麻薬施用者から施用のため麻薬の交付を受け、又は麻薬小売業者から麻薬処方せんにより調剤された麻薬を譲り受けた者が、その麻薬を施用する必要がなくなつた場合において、その麻薬を麻薬診療施設の開設者又は麻薬小売業者に譲り渡すとき。

　　　　三　麻薬施用者から施用のため麻薬の交付を受け、又は麻薬小売業者から麻薬処方せんにより調剤された麻薬を譲り受けた者が死亡した場合において、その相続人又は相続人に代わつて相続財産を管理する者が、現に所有し、又は管理する麻薬を麻薬診療施設の開設者又は麻薬小売業者に譲り渡すとき。

11　麻薬小売業者は、麻薬処方せん（第二十七条第三項又は第四項の規定に違反して公布されたものを除く。）を所有する者以外の者に麻薬を譲り渡してはならない。
（施用、施用のための交付及び麻薬処方せん）
第二十七条　麻薬施用者でなければ、麻薬を施用し、若しくは施用のため交付し、又は麻薬を記載した処方せんを交付してはならない。
6　麻薬施用者は、麻薬を記載した処方せんを交付するときは、その処方せんに、患者の氏名（患畜にあつては、その種類並びにその所有者又は管理者の氏名又は名称）、麻薬の品名、分量、用法用量、自己の氏名、免許証の番号その他厚生労働省令で定める事項を記載して、記名押印又は署名をしなければならない。
（廃棄）
第二十九条　麻薬を廃棄しようとする者は、麻薬の品名及び数量並びに廃棄の方法について都道府県知事に届け出て、当該職員の立会いの下に行わなければならない。
（麻薬診療施設及び麻薬研究施設における麻薬の管理）
第三十三条　二人以上の麻薬施用者が診療に従事する麻薬診療施設の開設者は、麻薬管理者一人を置かなければならない。但し、その開設者が麻薬管理者である場合は、この限りでない。
（保管）
第三十四条　麻薬取扱者は、その所有し、又は管理する麻薬を、その麻薬業務所内で保管しなければならない。
2　前項の保管は、麻薬以外の医薬品（覚せい剤を除く。）と区別し、かぎをかけた堅固な設備内に貯蔵して行わなければならない。
（事故及び廃棄の届出）
第三十五条　麻薬取扱者は、その所有し、又は管理する麻薬につき、滅失、盗取、所在不明その他の事故が生じたときは、すみやかにその麻薬の品名及び数量その他事故の状況を明らかにするため必要な事項を、麻薬輸入業者、麻薬輸出業者、麻薬製造業者、麻薬製剤業者、家庭麻薬製造業者又は麻薬元卸売業者にあつては厚生労働大臣に、麻薬卸売業者、麻薬小売業者、麻薬施用者、麻薬管理者又は麻薬研究者にあつては都道府県知事に届出なければならない。
（帳簿）
第三十八条　麻薬小売業者は、麻薬業務所に帳簿を備え、これに次に掲げる事項を記載しなければならない。
　　　一　譲り受けた麻薬の品名及び数量並びにその年月日
2　麻薬小売業者は、前項の帳簿を、最終の記載の日から二年間、保存しなければならない。
第三十九条　麻薬管理者は、麻薬診療施設に帳簿を備え、これに左に掲げる事項を記載しなければならない。
（麻薬小売業者の届出）
第四十七条　麻薬小売業者は、毎年十一月三十日までに、左に掲げる事項を都道府県知事に届け出なければならない。
　　　一　前年の十月一日に所有した麻薬の品名及び数量
　　　二　前年の十月一日からその年の九月三十日までの間に譲り渡し、又は譲り受けた麻薬の品名及び数量
　　　三　その年の九月三十日に所有した麻薬の品名及び数量
（麻薬管理者の届出）
第四十八条　麻薬管理者は、毎年十一月三十日までに、左に掲げる事項を都道府県知事に届け出なければならない。
　　　一　前年の十月一日に当該麻薬診療施設の開設者が所有した麻薬の品名及び数量
　　　二　前年の十月一日からその年の九月三十日までの間に当該麻薬診療施設の開設者が譲り受けた麻薬及び同期間内に当該麻薬診療施設で施用し、又は施用のため交付した麻薬の品名及び数量
　　　三　その年の九月三十日に当該麻薬診療施設の開設者が所有した麻薬の品名及び数量
　　第五章　麻薬中毒者に対する措置等

（以下、略）

索 引

和文

あ

依存形成機構	20
痛みの種類	22
痛みの評価法	94
医療用麻薬	9
院外処方麻薬注射剤	86
嘔気・嘔吐（作用）	13, 52
オキシコドン	17, 40, 42, 45
─ 塩酸塩製剤	86
オピオイド	
─ の化学構造式	9
─ の吸収	14
─ の代謝	15
─ の体内動態	14
─ の排泄	16
─ の分布	14
─ の分類	8
オピオイド依存性	19
オピオイド換算	27
オピオイド受容体	10
オピオイドスイッチング	30, 72, 76
オピオイド耐性	19
オピオイドナイーブ	45

か

海外旅行	81
がん患者	44
肝機能障害	42
患者説明シート	97
がん疼痛緩和療法	66
急性中毒	64
強オピオイド	24
禁忌症	46
経口剤	28
継続アセスメントシート	96

傾眠（作用）	13, 56
下剤	71
ケミカルコーピング	69
幻覚（作用）	13, 58
口渇	61
高齢者	50
誤解	66
呼吸困難	44
呼吸抑制	13, 59
コデイン	16, 17, 40, 42
混注	91

さ

剤形	28
錯乱作用	13, 58
坐剤	28
産婦	38
自己判断	68
持続痛	74
弱オピオイド	24
充填	87
縮瞳作用	13
授乳婦	38
消化器に及ぼす作用	13
小児	48
初期疼痛アセスメントシート	95
除痛ラダー	24
処方日数制限	80
侵害受容性疼痛	22
腎機能障害	40
神経障害性疼痛	22
新生児薬物離脱症候群（NAS）	38
身体依存	19
精神依存	20
制吐薬	53, 70
舌下錠	28
せん妄	58

相互作用	101

た

耐性形成機構	19
タイトレーション	32
体内動態パラメータ	98
退薬症候	19, 68
タペンタドール	41, 43
注射剤	28
中毒	64, 65, 67
貼付剤	28
鎮咳作用	13
鎮静作用	13
鎮痛作用	12
鎮痛耐性	19
鎮痛補助薬	23, 24, 75, 76
─ の種類	100
鎮痛薬	23
─ 使用の基本五原則	25
─ の種類	25
鎮痛ラダー	24
テルフュージョン®小型シリンジポンプTE-361	84, 89, 91
電池交換	89
疼痛コントロール（小児）	48
疼痛評価	49
投与経路の変更	73
トラマドール	16, 18

な

内因性リガンド	11
内分泌に及ぼす影響	14
ナルフラフィン	18
難治性の痛み	76
妊婦	38
眠気	56

は

廃棄	82
排尿障害	60
バッカル錠	28
発汗	62
パラドキシカル・ペイン	78
PCAドーズ	37
PCAポンプ	36
― アラーム	90
― 関連備品	88
― のレンタル	85
― の種類	84
― の併用	92
非ステロイド性消炎鎮痛薬	24
ヒドロモルフォン	16, 17, 41
皮膚掻痒感	57
皮膚に及ぼす影響	14
泌尿器に及ぼす作用	14
フェンタニル	17, 41, 43
― クエン酸製剤	86
副作用	72
複方オキシコドン製剤	86
ブトルファノール	16
ブルレノルフィン	16, 18
併用注意	101
ペンタゾシン	18
便秘	54

ま

麻薬	9
― 管理	79
麻薬及び向精神薬取締法	67, 79, 102
麻薬中毒	67
慢性中毒	65
ミオクローヌス	63
メサドン	17, 41, 43
モルヒネ	8, 10, 15, 40, 42
― 塩酸塩製剤	86
― の薬理作用	12
モルヒネ不耐性	77

や・ら

薬剤間対応量	26
薬剤師の役割	93
薬理学的特徴	17
予防投与	70
リガンド	11
レスキュー	34
― 投与量設定	35
ロックアウトタイム	37

欧文

CADD-Legacy® PCA	84, 89, 91
Faces Pain Scale (FPS)	49, 94
NSAIDs	24
Opioid-induced hyperalgesia	78
Paediatric pain profile (PPP)	49
PCAドーズ	37
PCAポンプ	36
― アラーム	90
― 関連備品	88
― のレンタル	85
― の種類	84
― の併用	92
WHO式鎮痛ラダー	24

MEMO

MEMO

<編著者略歴>

宮本 謙一（みやもと けんいち）

昭和23年生まれ
昭和47年　金沢大学薬学部卒業
　　47年　北里大学薬学部助手（薬品治験学）
　　50年　北陸大学薬学部助手（薬理学）
　　55年　北陸大学薬学部講師（薬理学）
　　63年　北陸大学薬学部教授（薬効解析学）
平成 8年　金沢大学大学院薬学研究科教授（医療薬剤学）
　　11年　金沢大学医学部附属病院教授・薬剤部長
　　11年　金沢大学大学院医学研究科教授（医薬情報統御学分野）
　　16年　国立大学法人 金沢大学医学部附属病院副病院長
　　18年　国立大学法人 金沢大学附属病院副病院長・薬剤部長（名称変更に伴う）
　　26年　国立大学法人 金沢大学定年退職
　　26年　国立大学法人 金沢大学名誉教授
　　26年　中北薬品株式会社 北陸薬事情報室長

- おもな学会活動など（現在）
日本病院薬剤師会名誉会員
日本医療薬学会名誉会員、日本薬学会会員、日本薬剤師会会員

オピオイド　－病院から在宅における緩和医療のための Q&A

2019年1月10日　初版第1刷発行

編著者　宮本謙一（みやもとけんいち）
発行人　宮定久男
発行所　有限会社フジメディカル出版
　　　　大阪市北区同心 2-4-17　〒530-0035
　　　　TEL 06-6351-0899／FAX 06-6242-4480
印刷所　奥村印刷株式会社

©Ken'ichi Miyamoto, 2018 printed in JAPAN

ISBN978-4-86270-170-1

*JCOPY ＜㈳出版者著作権管理機構 委託出版物＞
　本書の無断複製は著作権法上での例外を除き禁じられています。
　複製される場合は，そのつど事前に，㈳出版者著作権管理機構
　（電話 03-3513-6969, Fax03-3513-6979, e-mail: info@jcopy.or.jp)
　の許諾を得てください。
*乱丁・落丁はお取り替えいたします。
*定価は表紙に表示してあります。